Acerca de NCCN Guidelines for Patients®

NCCN National Comprehensive Cancer Network®

¿Sabía que los principales centros oncológicos de los Estados Unidos colaboran para mejorar la atención oncológica? Esta alianza de los principales centros oncológicos se denomina National Comprehensive Cancer Network® (NCCN®).

La atención oncológica está en cambio constante. NCCN elabora recomendaciones para la atención oncológica basadas en pruebas que utilizan los profesionales de atención médica de todo el mundo. Estas recomendaciones que se actualizan con frecuencia se denominan NCCN Clinical Practice Guidelines in Oncology (NCCN Guidelines®). NCCN Guidelines for Patients explican de manera sencilla estas recomendaciones de los expertos para las personas con cáncer y sus cuidadores.

Esta NCCN Guidelines for Patients se basa en NCCN Clinical Practice Guidelines in Oncology (NCCN Guidelines®) para pacientes con cáncer de pulmón de células pequeñas, Versión 3.2024, del 11 de junio de 2024.

Ver NCCN Guidelines for Patients gratis en internet
NCCN.org/patientguidelines

Buscar un centro oncológico de NCCN cerca de usted
NCCN.org/cancercenters

Comuníquese con nosotros

Quiénes nos apoyan

NCCN Guidelines for Patients cuenta con el apoyo financiero de NCCN Foundation®

NCCN Foundation agradece profundamente a las siguientes empresas colaboradoras por hacer posible esta NCCN Guidelines for Patients: AstraZeneca.

NCCN adapta, actualiza y aloja de forma independiente la guía de NCCN Guidelines for Patients. Nuestras empresas colaboradoras no participan en la elaboración de esta NCCN Guidelines for Patients y no se responsabilizan del contenido ni las recomendaciones que se incluyen en la presente guía.

Para hacer una donación u obtener más información, visite la página web o envíe un correo electrónico:

NCCNFoundation.org/donate

PatientGuidelines@NCCN.org

Contenido

NCCN Foundation tiene como objetivo apoyar a los millones de pacientes y familias afectados por un diagnóstico de cáncer mediante la financiación y distribución de NCCN Guidelines for Patients. NCCN Foundation también se compromete a avanzar en los tratamientos contra el cáncer subsidiando a los médicos prometedores del país en el centro de innovación en cuanto a investigación del cáncer. Para obtener más detalles y acceder a la biblioteca completa de recursos para pacientes y cuidadores, visite NCCN.org/patients.

National Comprehensive Cancer Network (NCCN) y NCCN Foundation
3025 Chemical Road, Suite 100, Plymouth Meeting, PA 19462, EE. UU.

1

Nociones básicas sobre el cáncer de pulmón

El cáncer de pulmón de células pequeñas se forma en las células que recubren el interior de las vías respiratorias de los pulmones. Es un cáncer que puede ser agresivo y crece con rapidez. En este capítulo se explican los aspectos básicos del cáncer de pulmón de células pequeñas.

¿Qué es el cáncer de pulmón?

Los pulmones son los órganos principales del sistema respiratorio. Aportan oxígeno y eliminan el dióxido de carbono de la sangre. El intercambio de estos gases que entran y salen del cuerpo se denomina respiración.

Los distintos tipos de cáncer de pulmón se forman en las células que recubren las vías respiratorias de los pulmones. Las vías respiratorias de los pulmones se denominan bronquios, bronquiolos y alvéolos.

Las células cancerosas no se comportan como las células normales. Rompen las reglas del crecimiento celular.

- Las células cancerosas producen muchas células cancerosas nuevas. Tampoco mueren cuando deberían. Este crecimiento excesivo de células cancerosas se convierte en una masa de tejido denominada tumor.
- Las células cancerosas crecen sin control. Pueden crecer y atravesar las vías respiratorias y llegar al tejido pulmonar. Pueden crecer y atravesar la pared pulmonar e invadir otras partes del cuerpo.
- Las células cancerosas pueden separarse de un tumor y extenderse. Pueden entrar en el torrente sanguíneo o en un líquido llamado linfa y extenderse a otros lugares.

Este crecimiento celular descontrolado puede dañar el organismo. Las células cancerosas desplazan y superan en número a las células normales. Sin suficientes células normales, las células cancerosas pueden hacer que los órganos dejen de funcionar.

Las células del cáncer de pulmón de células pequeñas se ven pequeñas y azules cuando se examinan con un microscopio.

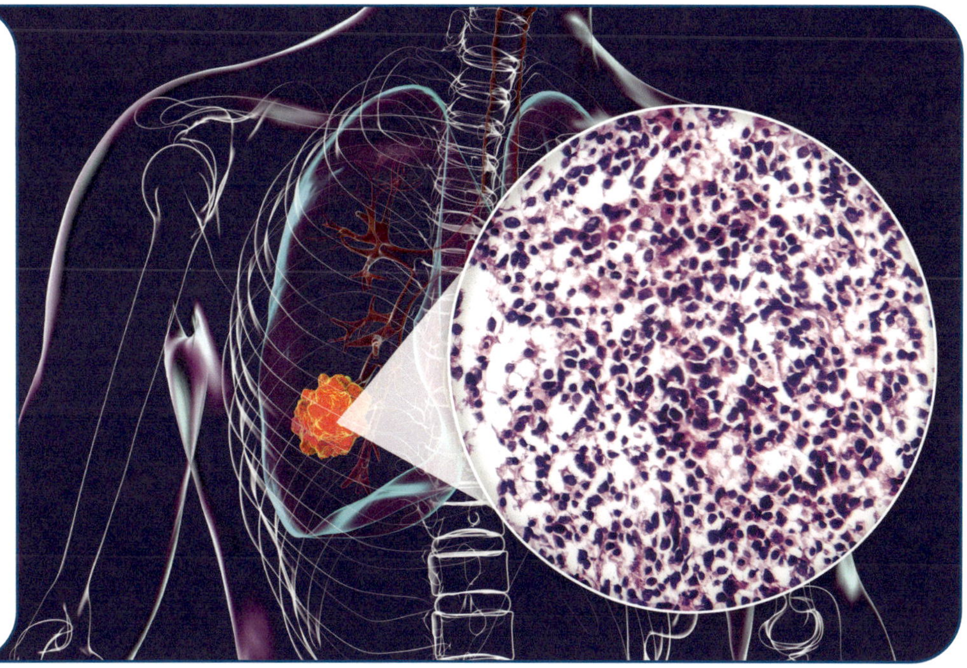

Los científicos han aprendido mucho sobre el cáncer. Como resultado, los tratamientos actuales funcionan mejor que los del pasado. Además, muchas personas con cáncer tienen más de una opción de tratamiento.

Los dos tipos más frecuentes de cáncer de pulmón son los siguientes:

- Cáncer de pulmón de células no pequeñas (CPCNP), que se divide a su vez en:
  - Adenocarcinoma
  - Carcinoma de células escamosas
  - Carcinoma adenoescamoso
  - Carcinoma de células grandes
  - Carcinoma sarcomatoide
- Cáncer de pulmón de células pequeñas (CPCP), que se divide a su vez en:
  - Carcinoma de células pequeñas
  - Carcinoma de pulmón de células combinadas (pequeñas y no pequeñas)

Los nombres de los distintos tipos de cáncer hacen referencia a su aspecto al examinarlos con un microscopio. Cuando se observan al microscopio, los distintos tipos de CPCP tienen un aspecto pequeño y azul.

A veces, los tumores pulmonares contienen células de cáncer de pulmón de células pequeñas y de células no pequeñas. Estos tumores se denominan carcinomas de pulmón de células combinadas (pequeñas y no pequeñas) y suelen tratarse como un cáncer de pulmón de células pequeñas.

El CPCP es mucho menos frecuente que el CPCNP. Es el tema central de este libro.

NCCN tiene una serie de libros de dos partes sobre el CPCNP, que se puede encontrar en NCCN.org/patientguidelines y en la aplicación NCCN Patient Guides for Cancer.

¿Cuáles son las causas y los factores de riesgo?

Fumar cigarrillos es la causa principal del CPCP. La mayoría de las personas con CPCP fuman o han fumado. Muchas personas con CPCP han fumado regularmente más de un paquete al día.

La exposición pasiva al humo de tabaco también aumenta el riesgo de tener cáncer de pulmón. Esta exposición pasiva se refiere al humo exhalado por otra persona y al humo de los productos de tabaco combustibles.

Aunque es poco frecuente en los países occidentales, hay ocasiones en las que personas sin antecedentes de tabaquismo desarrollan esta enfermedad.

Existen otras causas desconocidas del CPCP. Los investigadores todavía están aprendiendo por qué algunas personas que fuman nunca padecen cáncer de pulmón y otras que nunca han fumado sí. Las probabilidades de que una persona padezca CPCP son mayores en las siguientes situaciones:

- Más de 70 años
- Radioterapia torácica previa
- Exposición a sustancias químicas cancerígenas (también conocidas como carcinógenos), como el radón y el amianto

Si no fuma, no comience a hacerlo. Si fuma, déjelo. Es menos probable que se presenten nuevos tumores de pulmón después de dejar de fumar.

La adicción a la nicotina es una de las adicciones más difíciles de superar. El estrés de tener cáncer puede dificultar aún más el dejar de fumar. Existe ayuda. Pregunte a su profesional de atención médica sobre la terapia psicológica y los medicamentos que lo ayudarán a dejar de fumar.

¿Cuáles son los síntomas del CPCP?

El CPCP puede causar muchos tipos de síntomas. Los síntomas dependen del lugar al que se haya extendido el tumor pulmonar. El CPCP puede impedir que los pulmones reciban el aire que necesitan. Algunas personas también presentan síntomas debidos a síndromes paraneoplásicos, causados por una respuesta anormal del organismo al cáncer de pulmón. En la **Guía 1** se enumeran algunos síntomas causados por el CPCP.

El CPCP suele detectarse cuando causa síntomas o cuando los resultados de los análisis de sangre de rutina son anormales.

Con menos frecuencia, se detecta en radiografías o exploraciones por TC antes de que aparezcan los síntomas. A diferencia de otros tipos de cáncer de pulmón, es difícil detectar el CPCP en una fase temprana porque crece más rápidamente.

Vías respiratorias pulmonares

El aire circula por el cuerpo a través de una serie de vías respiratorias. Desciende por la garganta y atraviesa la tráquea. La tráquea se divide en 2 vías respiratorias llamadas bronquios. Dentro del pulmón, cada bronquio se ramifica en las partes del pulmón llamadas lóbulos. El pulmón derecho tiene 3 lóbulos y el izquierdo, 2. Los bronquios se dividen en vías respiratorias más pequeñas llamadas bronquiolos. En el extremo de los bronquiolos se encuentran unos sacos llamados alvéolos. El oxígeno pasa del aire a la sangre en los alvéolos.

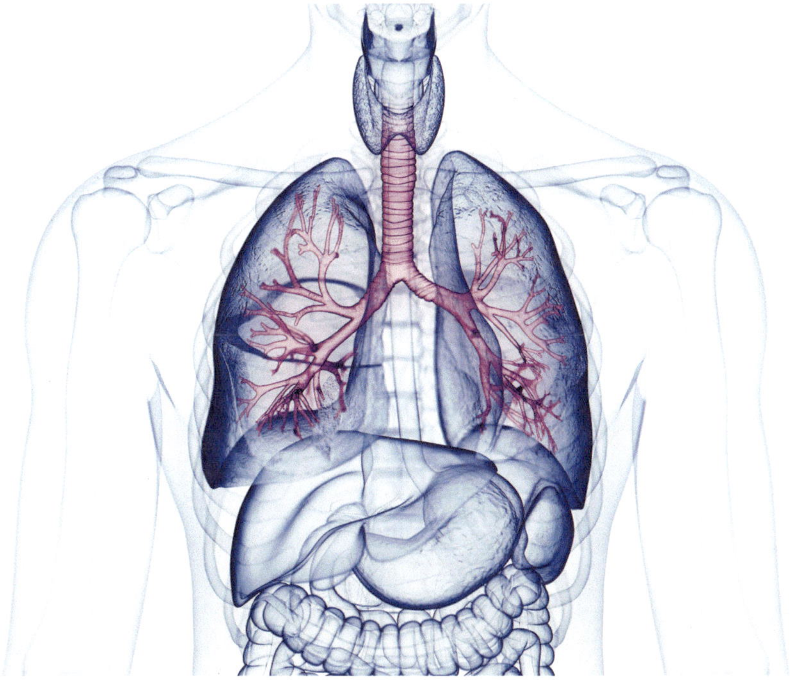

Su profesional de atención primaria puede ser el primero en sospechar que usted tiene cáncer de pulmón. Deberá acudir a especialistas para determinar si tiene cáncer. Su equipo de evaluación puede incluir a los siguientes expertos con certificación de la especialidad:

- Radiólogo torácico
- Radiólogo intervencionista
- Neumólogo
- Cirujano torácico
- Médico oncólogo
- Radiooncólogo

Para confirmar que usted tiene cáncer, es necesario realizar pruebas en los tejidos o fluidos del cuerpo. Se extraerán pequeñas muestras del organismo durante un procedimiento denominado biopsia.

Guía 1
Síntomas del cáncer de pulmón de células no pequeñas

Síntomas causados por el tumor pulmonar	• Tos crónica • Mucosidad pulmonar con sangre • Sibilancias
Síntomas causados por la extensión del cáncer al tórax	• Voz ronca • Dificultad para tragar • Dolor en el pecho • Inflamación • Dolor vertebral • Agrandamiento de las venas torácicas • Dificultad para respirar • Sensación de mareo • Bultos cerca de la clavícula
Síntomas causados por la extensión del cáncer a la cabeza	• Cefalea • Confusión • Dificultad para hablar • Dificultad para caminar • Falta de coordinación • Debilidad en un miembro
Síntomas causados por la extensión del cáncer al abdomen	• Dolor • Ojos o piel de color amarillo • Fatiga • Sensación de hormigueo o ardor • Fiebre • Debilidad muscular • Pérdida de control de los intestinos y la vejiga

Existen muchos tipos de biopsias que se realizan para el cáncer de pulmón. En algunas se utiliza una aguja, mientras que en otras es necesario cortar tejido corporal. La mayoría de las biopsias son procedimientos de bajo riesgo y no causan daños duraderos.

Su profesional de atención médica decidirá qué biopsia es la adecuada para usted y cómo se analizará el tejido extraído.

La realización de una biopsia no conlleva ningún riesgo de que el cáncer se extienda.

¿Cuál es el tratamiento del CPCP?

El mejor tratamiento para el CPCP depende del estadio del tumor, de su estado de salud y de los medicamentos a los que responda su organismo. En otros capítulos se describe el tratamiento en detalle.

Puntos clave

- Las células cancerosas no siguen las reglas del crecimiento celular. Producen muchas células cancerosas nuevas, invaden los tejidos cercanos y se extienden a otras partes del cuerpo.
- Los pulmones ayudan al cuerpo a obtener el aire necesario para vivir.
- El cáncer de pulmón suele comenzar en las células que recubren las vías respiratorias.
- El cáncer de pulmón de células pequeñas (CPCP) crece rápidamente y es frecuente que se haya extendido fuera del pulmón en el momento en que se detecta.
- Fumar cigarrillos es la principal causa de CPCP, pero existen otras causas desconocidas.
- Pida ayuda a su profesional de atención médica para dejar de fumar. Dejar de fumar puede mejorar los resultados del tratamiento y reducir sus efectos secundarios.
- El CPCP se detecta con mayor frecuencia cuando causa síntomas. Sus síntomas dependen del lugar del cuerpo donde esté creciendo el cáncer.

2

Estadificación del cáncer de pulmón

El estadio del cáncer es una medición de su alcance en el organismo. Existen dos sistemas de estadificación para el cáncer de pulmón de células pequeñas. Un sistema combinado es mejor para la planificación del tratamiento. En este capítulo se describen estos sistemas.

¿Qué es la estadificación del cáncer?

En el momento del diagnóstico, el grado de crecimiento del cáncer de pulmón y su extensión varían según las personas. Los oncólogos necesitaban disponer de un método para medir y comparar los distintos tumores cancerosos.

El sistema de estadificación es una forma estándar de agrupar el cáncer de pulmón según su crecimiento y extensión. Los profesionales de atención médica utilizan la estadificación del cáncer para lo siguiente:

- Evaluar el posible desenlace del cáncer, denominado pronóstico.
- Identificar y planificar las mejores opciones de tratamiento para usted.
- Estudiar y comparar diferentes grupos de cáncer en la investigación.

“El tratamiento del cáncer implica un trabajo en equipo de los distintos profesionales de atención médica y el paciente. Es esencial estar bien informado sobre el cáncer para poder tomar decisiones informadas sobre los cuidados y el tratamiento que se administrarán. Con tanta información en Internet, gran parte de la cual puede ser obsoleta, las publicaciones, como este libro, son esenciales para que los pacientes reciban información precisa y oportuna, de manera que comprendan mejor su enfermedad y los tratamientos”.

La estadificación del cáncer de pulmón se basa en el crecimiento y la extensión de las células cancerosas. Las células del cáncer de pulmón pueden:

- Formar uno o más tumores en el pulmón.
- Crecer y atravesar la pared pulmonar e introducirse en otros tejidos corporales.
- Extenderse y formar tumores en otros órganos.

Existen dos sistemas de estadificación para el cáncer de pulmón de células pequeñas (CPCP).

- Sistema VA (Veterans Administration, Administración de Veteranos).
- Sistema TNM (tumor, ganglio, metástasis, por sus siglas en inglés).

¿Qué es el sistema de estadificación VA?

El VA Lung Study Group creó el primer sistema de estadificación para el CPCP. Se ha utilizado en estudios sobre el tratamiento. El sistema divide el cáncer de pulmón en dos estadios:

- Estadio limitado
- Estadio extendido

El cáncer en estadio limitado se encuentra en un solo lado del tórax y puede tratarse con radioterapia. El cáncer está contenido en una zona que podría caber dentro de un campo de radiación.

Con las técnicas modernas de radioterapia, la definición de enfermedad en estadio limitado se ha ampliado para incluir algunos casos que se encuentran en ambos lados del tórax, siempre que puedan tratarse de forma segura con radioterapia.

La mayoría de las personas con CPCP presentan un estadio extendido. El cáncer en estadio extendido no puede tratarse dentro de un campo de radiación con el objetivo de curar el cáncer. Se trata de una enfermedad muy extendida.

Por ejemplo, puede haberse extendido al otro lado del tórax, al líquido que rodea los pulmones o el corazón, o fuera del tórax.

¿Qué es el sistema de estadificación TNM?

Los estadios TNM del CPCP van del estadio 0 al 4. Cuanto más graves sean el crecimiento y la extensión del cáncer, mayor será el estadio. Los tumores en estadio 0 solo se encuentran en las vías respiratorias y son muy poco frecuentes.

Estadio 1

Los tumores en estadio 1 consisten en un pequeño tumor pulmonar y no se han extendido a otras partes del cuerpo. Los tumores en estadio 1A miden 3 cm (poco más de una pulgada, o el tamaño de una uva) o menos. Los tumores en estadio 1B son más grandes pero no superan los 4 cm (aproximadamente una pulgada y media, o el tamaño de una nuez).

Estadio 2

Los tumores en estadio 2A son como los del estadio 1, pero más grandes (hasta 5 cm, justo 2 pulgadas, el tamaño de una lima). Los tipos de cáncer en estadio 2B son más grandes (hasta 7 cm, aproximadamente 2,75 pulgadas, lo que equivale al tamaño de un durazno), han empezado a invadir otras partes del cuerpo o presentan múltiples tumores en un lóbulo. Otros tipos de cáncer de estadio 2B consisten en un tumor pulmonar que no mide más de 5 cm y se ha extendido a los ganglios linfáticos del interior del pulmón.

Estadio 3

El estadio 3 corresponde a un grupo mixto de tipos de cáncer localmente avanzados. Se agrupan a su vez en estadios 3A, 3B o 3C. Muchos de estos incluyen:

- Un tumor pulmonar grande de 7 cm o más.
- Un tumor pulmonar que ha invadido notablemente otros tejidos.
- Tumores pulmonares en varios lóbulos del pulmón.

- Cáncer que se ha extendido a los ganglios linfáticos entre los pulmones, en el otro pulmón o cerca de la clavícula.

Estadio 4

El cáncer se ha extendido lejos del tumor principal. El cáncer en estadio 4A se ha extendido lejos dentro del tórax o a solo un lugar fuera del tórax. El cáncer en estadio 4B se ha extendido al menos a dos lugares fuera del tórax.

¿Cómo clasifica NCCN el CPCP?

En la mayoría de los estudios de investigación sobre el tratamiento del cáncer de pulmón se ha utilizado el sistema VA. La ventaja del sistema TNM es que identifica mejor cuándo puede utilizarse con seguridad el tratamiento local (cirugía o radioterapia). Los expertos en cáncer de pulmón de NCCN utilizan un enfoque de estadificación combinado para incluir estos factores.

- El estadio limitado incluye los tumores en estadios 1 a 3 que pueden tratarse con radioterapia y quimioterapia.
- El estadio extendido incluye todos los tumores, incluido el estadio 4, que no pueden tratarse con dosis altas de radiación con el objetivo de curar.

Hasta que el sistema TNM se utilice más ampliamente en los estudios de investigación, el mejor enfoque es un sistema de estadificación combinado. La estadificación del cáncer en los capítulos siguientes se refiere a este sistema combinado.

Puntos clave

- El sistema de estadificación del cáncer es una forma estándar de agrupar los tumores según su crecimiento y extensión. La estadificación del cáncer es necesaria antes del tratamiento.
- El sistema de estadificación VA (Veterans Administration) agrupa los tumores en estadio limitado o estadio extendido. Es el más utilizado en los estudios de investigación sobre el tratamiento del cáncer de pulmón.
- El sistema TNM (tumor, ganglio, metástasis) agrupa los tipos de cáncer en estadio 0, 1, 2, 3 o 4. Este sistema permite una planificación más precisa del tratamiento.
- Los expertos de NCCN en cáncer de pulmón de células pequeñas (CPCP) utilizan un enfoque de estadificación combinado. Los tumores en estadio limitado incluyen los estadios 1 a 3, que pueden tratarse con radioterapia. Los tumores en estadio extendido, como el estadio 4, no pueden tratarse con altas dosis de radiación con el objetivo de curar.

3

Estudios para detectar el cáncer de pulmón

Sus profesionales de atención médica solicitarán varias pruebas para planificar su tratamiento. Algunas pruebas evalúan su estado general de salud. Otras permiten evaluar el cáncer. En este capítulo se explican las pruebas en detalle.

Antecedentes médicos y exámenes

Su profesional de atención oncológica necesita contar con toda su información de salud. Uno de los primeros pasos es obtener un informe completo de su estado de salud, denominado antecedentes médicos. En la página 16 de la **Guía 2**, encontrará una lista completa de las pruebas que se utilizan para planificar el tratamiento.

Antecedentes médicos

Sus profesionales de atención médica le preguntarán sobre cualquier problema de salud y tratamiento que haya tenido. Cuando se reúna con sus profesionales de atención médica oncológica, prepárese para hablar de lo siguiente:

- Enfermedades
- Lesiones
- Problemas de salud
- Síntomas
- Medicamentos

Lleve una lista de los medicamentos nuevos y antiguos e incluso los de venta libre, herbarios o los suplementos que esté tomando.

Debe estar preparado para hablar de los problemas de salud de sus parientes consanguíneos cercanos. Entre estos familiares, se incluyen hermanos, padres y abuelos. Aunque el cáncer de pulmón de células pequeñas (CPCP) no es hereditario, otros tipos de cáncer y problemas de salud pueden serlo. Sus profesionales de atención médica deben conocerlos.

Examen físico

Después de tomar nota de sus antecedentes médicos, el profesional de atención médica le hará un examen físico. El examen se realiza para detectar signos de enfermedad y decidir qué tratamientos son posibles. Durante este examen, se comprobará lo siguiente:

- Su temperatura corporal
- Su presión arterial
- Su pulso y el ritmo de su respiración
- Su peso
- Cómo suenan sus pulmones, corazón e intestinos
- El aspecto de los ojos, la piel, la nariz, las orejas y la boca
- Nivel de dolor cuando lo tocan

Estado funcional

Los profesionales de atención médica evaluarán su capacidad para realizar actividades cotidianas, como trabajar, caminar o ducharse. La capacidad de realizar estas actividades se denomina estado funcional.

Cuantas más actividades pueda realizar, mejor será su estado funcional. Los profesionales de atención médica utilizarán su estado funcional para evaluar si puede recibir determinados tratamientos.

El estado funcional suele medirse en una escala que va de 0 a 5. Las puntuaciones más bajas indican un mejor estado funcional.

Guía 2
Pruebas para el cáncer de pulmón de células no pequeñas

Antecedentes médicos y exámenes	• Antecedentes médicos • Examen físico • Estado funcional
Análisis de sangre	• Hemograma completo (HC) • Electrolitos • Pruebas funcionales hepáticas • Pruebas funcionales renales
Diagnóstico por imágenes	• TC de diagnóstico de tórax, abdomen y pelvis. • RM (preferible) o TC del cerebro. • El profesional de atención médica puede solicitar una TEP/TC. • En caso necesario, gammagrafía ósea.
Biopsias de estadificación	**Si el diagnóstico por imágenes indica que el cáncer está en estadio limitado, puede recibir:** • Toracocentesis si hay derrame pleural. • Toracoscopia si los resultados de la toracocentesis no son claros. • Biopsia y aspiración de médula ósea si los análisis de sangre indican que el cáncer se ha extendido a la médula ósea. • Biopsia de los ganglios linfáticos mediastínicos para los estadios 1 y 2A limitados que se tratarán con cirugía o radioterapia.
Pruebas de células cancerosas	• Análisis anatomopatológico • Pruebas de biomarcadores
Pruebas funcionales respiratorias	• Espirometría • Prueba de difusión de gases • Pletismografía corporal

Análisis de sangre

Los análisis de sangre permiten valorar los glóbulos sanguíneos, las proteínas y las sustancias químicas presentes en el torrente sanguíneo. Los profesionales de atención médica utilizarán estas pruebas para evaluar su estado general de salud y determinar si el cáncer puede haberse extendido. En función de los resultados, planificarán otras pruebas y el tratamiento del cáncer.

Para el análisis, se extrae una muestra de sangre para analizarla. Se realiza con una aguja que se introduce en una vena. Se necesitan las siguientes pruebas:

- El hemograma completo (HC) que mide los componentes de la sangre, incluida la cantidad de glóbulos blancos, glóbulos rojos y plaquetas.
- Los electrolitos que son minerales presentes en la sangre. Incluyen el sodio, el calcio y el potasio. Los órganos, como los huesos, necesitan electrolitos para funcionar bien.
- Las pruebas funcionales hepáticas miden sustancias químicas que se producen o procesan en el hígado.
- El nitrógeno ureico en sangre (NUS) es un desecho que produce el organismo después de la ingesta de alimentos. Un exceso de NUS en sangre puede ser un signo de daño renal.
- La creatinina es un desecho muscular. Un exceso de creatinina en sangre puede ser un signo de daño renal.

“Haga tantas preguntas como sea posible y pida a un familiar que lo acompañe a las citas”.

Pruebas funcionales respiratorias

Para recibir algunos tratamientos, es necesario que los pulmones funcionen adecuadamente. Las pruebas funcionales respiratorias muestran el estado de funcionamiento de los pulmones.

- La espirometría consiste en soplar en un tubo para medir la cantidad de aire que respira y la rapidez con que lo hace.
- La prueba de difusión de gases consiste en inhalar un gas inocuo y medir la cantidad exhalada. Indica cuánto oxígeno pasa de los pulmones a la sangre.

Diagnóstico por imágenes

En los estudios de diagnóstico por imágenes, se toman fotografías del interior de su cuerpo. Pueden mostrar la presencia de cáncer en tejidos profundos, ganglios linfáticos o partes distantes del cuerpo fuera del pulmón. El diagnóstico por imágenes es útil para la estadificación del cáncer y la planificación del tratamiento.

A veces se inyecta un medio de contraste para que las imágenes sean más claras. En caso de alergia al medio de contraste, este no se utilizará. Durante la toma de imágenes, se recostará en una camilla que se desliza dentro de la máquina de exploración. Al menos una parte de su cuerpo estará dentro de la máquina.

Un radiólogo es un profesional de atención médica especializado en la interpretación de imágenes. Este profesional informará los resultados de las pruebas a su equipo de atención.

TC de tórax, abdomen y pelvis

La mayoría de las personas se realizan primero una TC de diagnóstico del tórax, el abdomen y, a veces, la pelvis. En esta exploración, se toman

Diagnóstico por imágenes

Los estudios de diagnóstico por imágenes se utilizan para tomar fotografías sin dolor del interior del cuerpo. Estará acostado sobre una mesa que se desplaza hacia el túnel del equipo. Deberá permanecer inmóvil durante la exploración. Puede que le pidan que contenga la respiración. La exploración es rápida. Un médico mirará las imágenes en una computadora para ver si hay signos de cáncer.

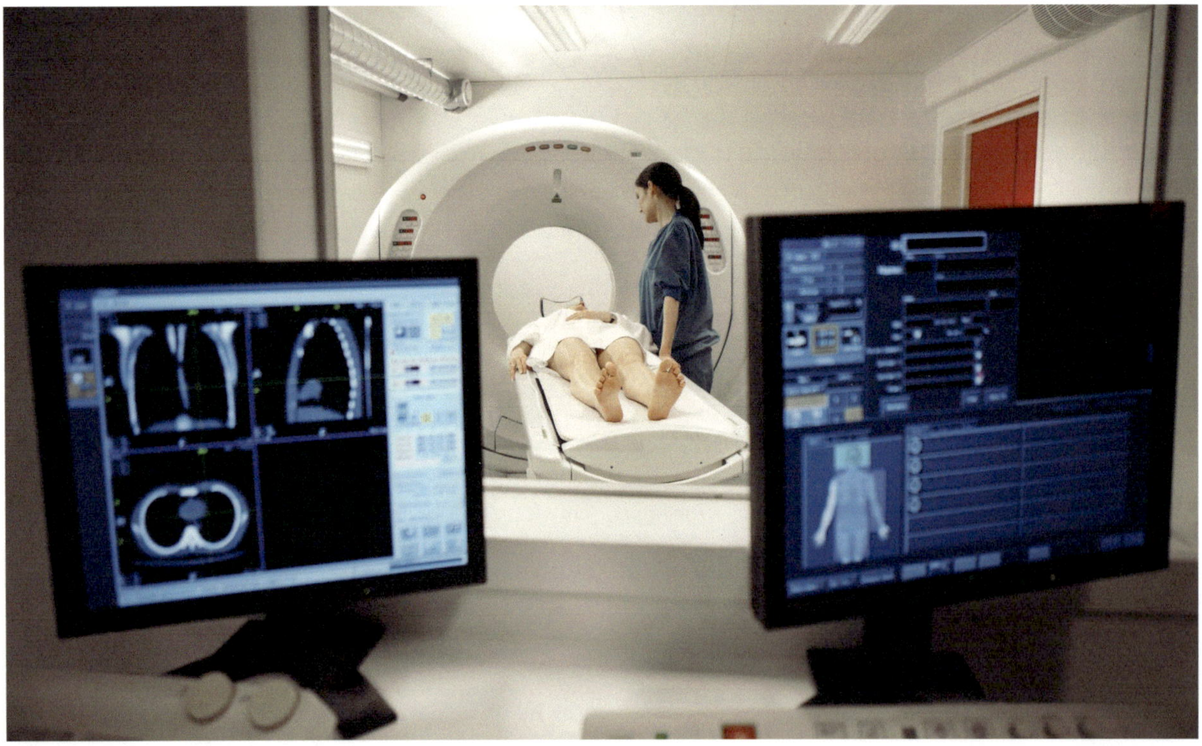

muchas imágenes del cuerpo desde distintos ángulos utilizando rayos X. Es posible que se utilice un medio de contraste. Una computadora combina las imágenes para crear imágenes 3D.

Imágenes cerebrales

La RM puede detectar pequeños tumores en el cerebro. Utiliza campos magnéticos y ondas de radio para obtener imágenes. Es posible que se utilice un medio de contraste. Si no se puede hacer una RM, es posible que le realicen una TC con medio de contraste de la cabeza.

TEP/TC desde la base del cráneo hasta las rodillas

La exploración por TEP utiliza una cámara especial que detecta un azúcar radiactivo que se inyecta. Las células cancerosas utilizan rápidamente el azúcar. La combinación de TEP con TC puede detectar tumores pequeños que no pueden observar solo con TC.

El profesional de atención médica puede solicitar la TEP/TC para aclarar o comprobar los resultados de la TC. La exploración se extenderá desde la base del cráneo hasta las rodillas. Si no se puede realizar una TEP/TC, es posible que le hagan una gammagrafía ósea.

Gammagrafía ósea

Si los estudios de diagnóstico por imágenes iniciales indican que se trata de un cáncer en estadio limitado, es posible que se le realice una gammagrafía ósea.

Pueden utilizarse rayos X o RM. Si estas imágenes no detectan cáncer, es posible que se necesite una biopsia ósea.

¡Nos interesan sus comentarios!

Nuestro objetivo es brindar información útil y fácil de entender sobre el cáncer.

Realice nuestra encuesta para decirnos qué hicimos bien y qué podríamos mejorar.

NCCN.org/patients/feedback

Biopsias

Si el diagnóstico por imágenes indica que usted puede tener CPCP, su profesional de atención médica le solicitará más pruebas para realizar una estadificación más detallada. Su profesional de atención médica necesita conocer el estadio correcto del cáncer para planificar el tratamiento.

Biopsia de líquido pleural

Los pulmones están recubiertos por dos capas de tejido llamadas pleura. Entre ambas capas hay líquido. Algunas personas con cáncer de pulmón tienen un exceso de este líquido, lo que se denomina derrame pleural.

Si presenta derrame pleural, es necesario realizar una biopsia. Puede realizarse una biopsia con aguja, denominada toracocentesis, para extraer parte del líquido y analizarlo. Si los resultados no son claros, puede realizarse a continuación una toracoscopia. La toracoscopia consiste en practicar unas pequeñas aberturas en el tórax denominadas vías de acceso. Se introducen pequeñas herramientas a través de las vías de acceso para extraer el tejido.

La toracoscopia también se denomina cirugía toracoscópica asistida por video (VATS, por sus siglas en inglés).

Biopsia de médula ósea

La mayoría de los huesos tienen un centro blando llamado médula. Sus análisis de sangre pueden sugerir que el cáncer se ha extendido a la médula ósea. En este caso, es necesario realizar pruebas de médula ósea.

Existen dos métodos para extraer médula ósea, que pueden realizarse al mismo tiempo.

- En la biopsia de médula ósea se extrae un cilindro de hueso y partes blandas.
- En la aspiración de médula ósea se extrae la médula líquida.

Biopsia de ganglios linfáticos

El espacio entre los pulmones se denomina mediastino. En este espacio hay muchos grupos de tejido llamados ganglios linfáticos que combaten la enfermedad. El cáncer de pulmón suele extenderse desde el interior del pulmón a estos ganglios.

Si el cáncer en estadio 1 o 2A puede tratarse con cirugía, es necesario realizar una biopsia de los ganglios mediastínicos. La biopsia sirve para confirmar que no hay cáncer en estos ganglios linfáticos. Se puede realizar una biopsia de estos ganglios mediante mediastinoscopia, mediastinotomía, biopsia guiada por ecografía endobronquial o esofágica, o cirugía toracoscópica asistida por video (VATS).

Biopsias de estadificación para el cáncer en estadio limitado

Si el cáncer puede ser de estadio limitado, es posible que sea necesario realizar una biopsia. La biopsia confirmará que el cáncer no se ha extendido fuera del pulmón. En la imagen superior se muestra una biopsia de hueso y médula ósea. En la imagen inferior se muestra un procedimiento denominado biopsia guiada por ecografía endoscópica. Se puede extraer tejido con el instrumento de exploración que se guía por la garganta.

Biopsia y aspiración de médula ósea

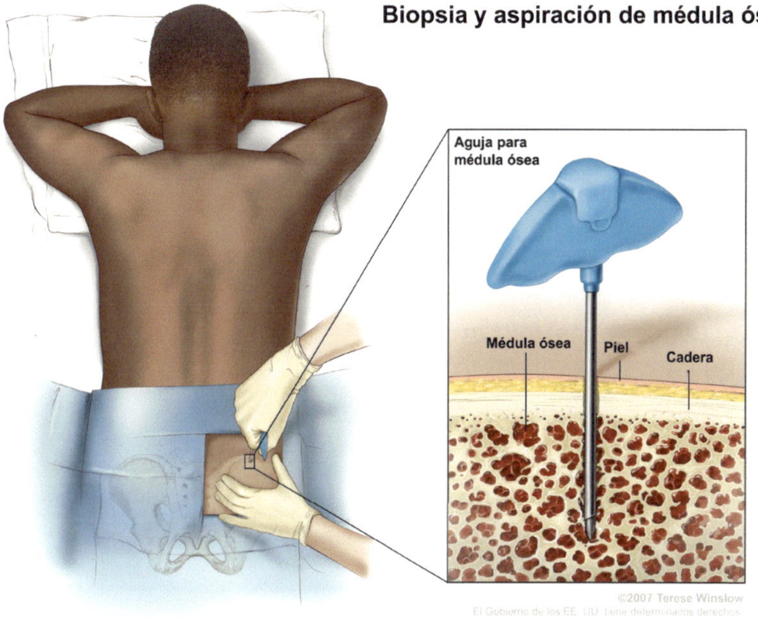

Ecografía endoscópica (EE)

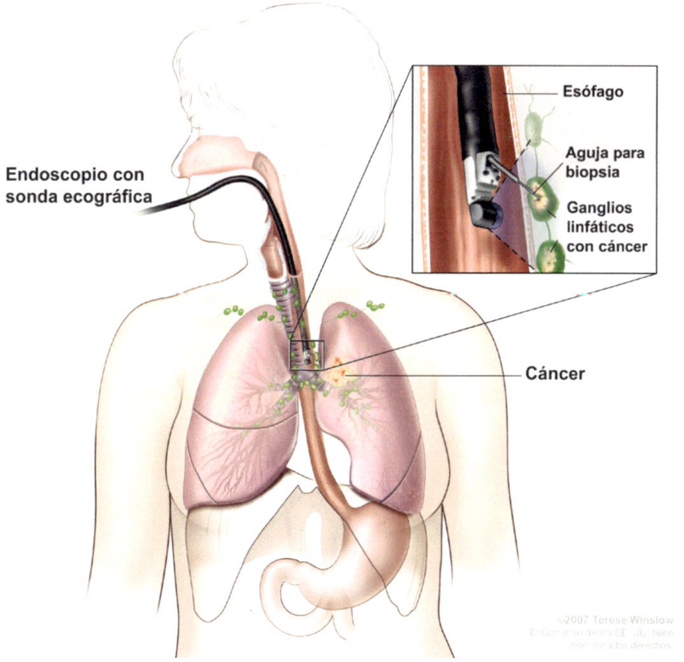

Pruebas de células cancerosas

El tejido corporal extraído durante una biopsia o cirugía se envía a un laboratorio para analizarlo. Un anatomopatólogo examinará y analizará las muestras.

Los anatomopatólogos son profesionales de atención médica expertos en tejidos y células y en el diagnóstico del cáncer.

Análisis anatomopatológico

Los anatomopatólogos examinan el tejido con un microscopio para clasificar la enfermedad. Esto se denomina tipificación histológica. El anatomopatólogo registra estos resultados en un informe. El informe anatomopatológico indicará si el cáncer se originó en el pulmón o en otro lugar. Si el cáncer se originó en el pulmón, el informe también indicará el tipo de cáncer de pulmón.

Los anatomopatólogos estudian el tejido para determinar el estadio del cáncer. Antes del tratamiento, es posible que le extraigan muestras de tejido que no sean del tumor pulmonar. Un ejemplo son los ganglios linfáticos. Los ganglios linfáticos también se extirpan durante el tratamiento quirúrgico. El anatomopatólogo estudiará el tejido para detectar la presencia de células cancerosas. Los profesionales de atención médica utilizan los resultados anatomopatológicos para estadificar el cáncer.

Los anatomopatólogos estudian el tejido para evaluar los resultados del tratamiento. Si le practican una cirugía como tratamiento, el anatomopatólogo estudiará el borde del tejido extirpado para detectar células cancerosas. Los profesionales de atención médica utilizan los resultados anatomopatológicos para planificar los próximos pasos del tratamiento.

Todos los informes anatomopatológicos se enviarán a sus profesionales de atención médica oncológica. Antes del tratamiento, es posible que le extraigan muestras de tejido que no sean del pulmón.

Solicite una copia del informe anatomopatológico. Los profesionales de atención médica revisarán los resultados con usted. Tome notas y haga preguntas. Sus profesionales de atención médica utilizarán los informes para planificar su tratamiento.

Puntos clave

- Sus profesionales de atención médica le harán pruebas para conocer su estado de salud y su cáncer. En función de los resultados, elaborarán un plan de tratamiento para usted.
- Sus profesionales de atención médica le harán un examen físico para detectar signos de enfermedad. El examen incluirá palpar partes de su cuerpo para ver si algo resulta anormal.
- Sus profesionales de atención médica evaluarán su capacidad para realizar las actividades cotidianas a fin de decidir sus opciones de tratamiento.
- Sus profesionales de atención médica le indicarán análisis de sangre. Los análisis de sangre se utilizan para evaluar el estado general de salud y determinar a dónde puede haberse extendido el cáncer.
- La TC y la RM se utilizan en primer lugar para observar si el cáncer se ha extendido. La TEP/TC puede ayudar a detectar el cáncer que no se detecta solo con la TC. Si el cáncer no se detecta en los huesos con el diagnóstico por imágenes inicial, es posible que se realicen radiografías o RM de los huesos.
- Si el diagnóstico por imágenes no detecta el cáncer fuera de los pulmones, pueden realizarse biopsias del líquido pleural, la médula ósea o los ganglios linfáticos situados entre los pulmones.
- En el caso del cáncer en estadio limitado, se analizarán los pulmones para valorar si pueden realizarle cirugía o radioterapia.

“Cuide su salud mental y emocional. Organícese y prepárese para ser su propio defensor. Haga las preguntas difíciles. Lleve un cuaderno a todas las citas para anotar lo que le digan”.

4

Tratamiento inicial

El tratamiento inicial del cáncer de pulmón de células pequeñas tiene buenos resultados para muchas personas. Las opciones de tratamiento se basan en el estadio del cáncer y en otros factores. Consulte con su equipo de atención médica qué opciones de este capítulo son adecuadas para usted.

Avances en el tratamiento

El tratamiento clásico del cáncer de pulmón de células pequeñas (CPCP) es la quimioterapia. La quimioterapia es un tipo de tratamiento en todo el cuerpo (sistémico). Recorre el torrente sanguíneo hasta llegar a las células cancerosas. Actúa impidiendo que las células cancerosas produzcan más células de este tipo.

Los investigadores han estudiado qué fármacos de quimioterapia funcionan mejor. Los tratamientos iniciales incluyen dos fármacos de quimioterapia, uno de ellos con derivados del platino. Esto se denomina biquimioterapia con derivados del platino.

Tratamiento basado en los estadios

La estadificación del cáncer ha cambiado la práctica del tratamiento. Los equipos de atención planifican tratamientos más precisos cuando utilizan estadios del cáncer.

- El estadio limitado incluye los tumores en estadio 1 a 3 que pueden tratarse con radioterapia y quimioterapia con el objetivo de curar la enfermedad.
- El estadio extendido incluye todos los tipos de cáncer, incluido el estadio 4, que no pueden tratarse con dosis altas de radiación, pero sí con quimioterapia e inmunoterapia. La radiación en este estadio no puede curar el cáncer.

Tratamiento sistémico

El tratamiento sistémico del cáncer de pulmón incluye quimioterapia e inmunoterapia. La mayoría de las veces, la quimioterapia se administra en forma de líquido que se inyecta lentamente en una vena, lo que se denomina infusión, pero a veces se administra como comprimidos.
La inmunoterapia solo se administra mediante infusión. El tratamiento sistémico se realiza en ciclos de días de tratamiento seguidos de días de descanso. Los ciclos permiten al organismo recuperarse después del tratamiento.

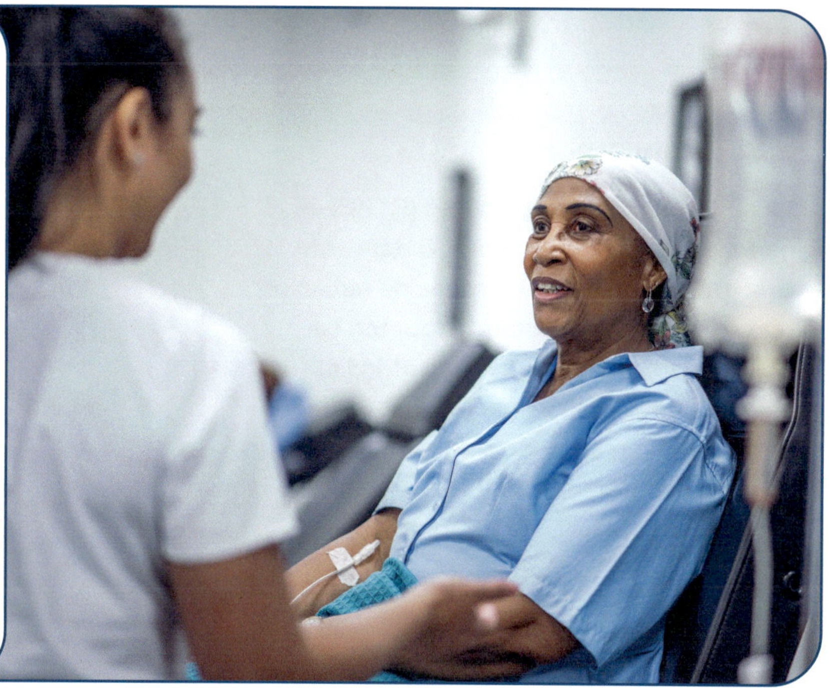

La radioterapia utiliza rayos X de alta energía para tratar el cáncer de pulmón. Daña las células cancerosas. Las células cancerosas mueren o dejan de producir nuevas células cancerosas. La radioterapia es un tratamiento local. Las técnicas modernas ajustan la dosis de radiación dirigida al tumor para preservar el tejido sano.

La radioterapia es útil en todos los estadios del cáncer de pulmón. Se utiliza principalmente para intentar curar el cáncer en estadio limitado y para reducir ciertos síntomas causados por el cáncer en estadio extendido. La cirugía es otro tratamiento local utilizado para curar algunos tipos de cáncer en estadios limitados.

Nuevos tratamientos

El tratamiento del cáncer en estadio extendido ha mejorado en los últimos años. Uno de los avances es la incorporación de la inmunoterapia. La inmunoterapia es un tratamiento sistémico como la quimioterapia. Utiliza las defensas del organismo contra la enfermedad, el sistema inmunitario, para destruir las células cancerosas.

> **"Su equipo médico es su mayor activo y su mejor amigo, en especial las enfermeras. Todos están sumamente capacitados y se dedican sinceramente a ayudarlo en todo lo que pueden".**

Radioterapia

La radioterapia de haz externo (RTHE) es el método más utilizado para el tratamiento. Una gran máquina emite haces de radiación que se adaptan a la forma del tumor. La dosis más alta de radiación se dirige al cáncer. Los tejidos cercanos reciben una dosis mucho menor. No sentirá nada durante la sesión de tratamiento. El tratamiento no lo vuelve radiactivo.

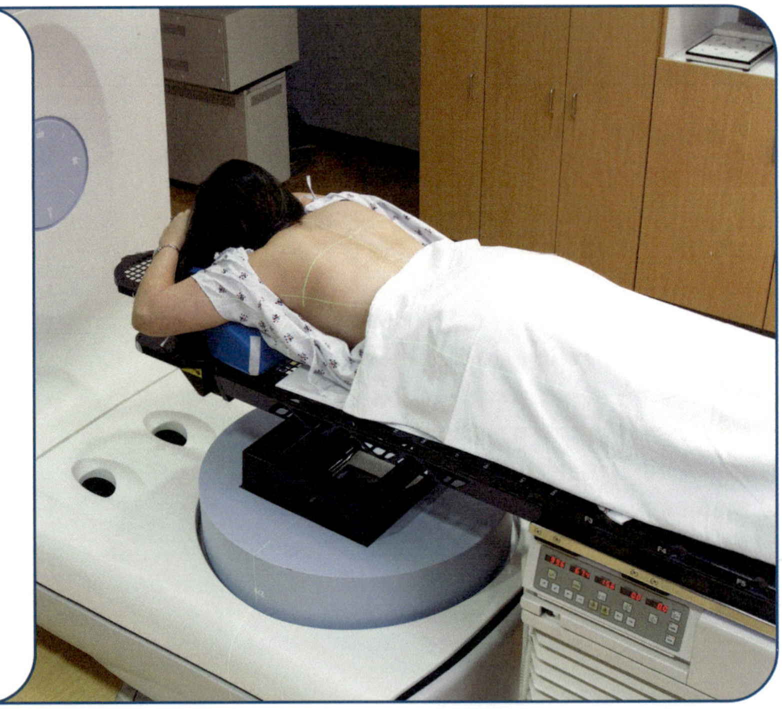

Opciones para el cáncer en estadio limitado

El objetivo del tratamiento inicial del cáncer en estadio limitado es curar el cáncer. A menudo se utiliza quimioterapia con tratamiento local.
En la **Guía 3** se enumeran las opciones para el tratamiento inicial del cáncer en estadio limitado.

La mayoría de las personas reciben 4 ciclos de quimioterapia. Un ciclo suele durar entre 21 y 28 días. El cáncer en estadio limitado se trata con cisplatino y etopósido o carboplatino y etopósido. Recientemente se ha descubierto que la inmunoterapia es útil después del tratamiento inicial con quimiorradiación.

Quimiorradiación

La mayoría de los tipos de cáncer en estadio limitado se tratan con quimioterapia y radioterapia. Este tratamiento combinado se llama quimiorradiación.

La quimiorradiación concomitante consiste en utilizar ambos tratamientos al mismo tiempo. La radioterapia debe iniciarse durante el

Guía 3
Opciones para el tratamiento inicial del CPCP en estadio limitado

Estadios 1A, 1B y 2A del cáncer	• Quimiorradiación concomitante
	• Lobectomía y disección de ganglios linfáticos o toma de muestras seguida de:
	  • Quimioterapia si no se encuentra cáncer en los ganglios linfáticos.
	  • Quimioterapia, quimiorradiación concomitante o quimiorradiación secuencial si el cáncer se encuentra solo en ganglios linfáticos dentro de los pulmones.
	  • Quimiorradiación concomitante o secuencial si el cáncer se encuentra en ganglios linfáticos entre los pulmones.
	• Radiación seguida de quimioterapia

Estadios 2B, 3A, 3B y 3C del cáncer	**Puntuación funcional de 0, 1 o 2** • Quimiorradiación concomitante
	Puntuación funcional de 3 o 4 causada por el cáncer • Quimioterapia • Quimiorradiación concomitante • Quimiorradiación secuencial
	Puntuación funcional de 3 o 4 no causada por el cáncer • Tratamiento individualizado que incluye tratamiento complementario

primer o segundo ciclo de quimioterapia. La quimiorradiación secuencial es el uso de un tratamiento seguido del otro. Hay ventajas y desventajas y usted podrá consultar sobre los riesgos y beneficios de cada enfoque.

El estado funcional es su capacidad para realizar las actividades cotidianas. Enfermedades como el cáncer pueden limitar lo que usted puede hacer. Los profesionales de atención médica utilizan el estado funcional para decidir qué tratamientos pueden ser seguros para usted.

Las puntuaciones funcionales más bajas representan una mayor capacidad de cuidado personal. Es posible que la quimiorradiación no sea una opción cuando las puntuaciones son altas.

Cirugía

En algunos casos de estadios 1 o 2A limitados se puede recurrir a la cirugía. No debe haber cáncer en las muestras de biopsia de los ganglios linfáticos situados entre los pulmones. El tumor pulmonar suele extirparse durante una cirugía denominada lobectomía. Si el cáncer está solo en un lóbulo pulmonar, en la lobectomía se extirpa un lóbulo entero.

Lobectomía

La lobectomía es un tipo de cirugía en la que se extirpa un lóbulo pulmonar completo. La cirugía puede realizarse mediante uno de dos métodos. El método clásico es la toracotomía. Mediante esta cirugía se extrae tejido a través de una gran abertura en el tórax.

La toracoscopia es un método más reciente. Se introduce una pequeña cámara y herramientas quirúrgicas a través de pequeñas aberturas. La toracoscopia puede realizarse con o sin ayuda de un robot. La toracoscopia también se denomina cirugía toracoscópica asistida por video (VATS).

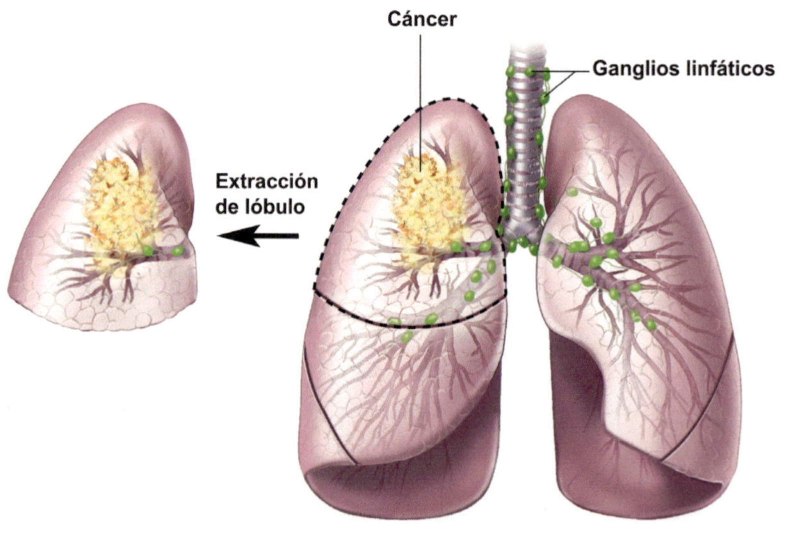

Durante la intervención también se extirpan los ganglios linfáticos para analizarlos y detectar si presentan cáncer. En la toma de muestras de ganglios linfáticos se extirpan algunos ganglios situados entre los pulmones.

Mediante una disección de ganglios linfáticos, se extirpa el mayor número posible de ganglios del pulmón y entre los pulmones.

Incluso después de la cirugía, casi siempre quedan algunas células cancerosas difíciles de detectar. Por lo tanto, después de la intervención recibirá quimioterapia para tratar las células cancerosas restantes. El tratamiento con este fin se denomina tratamiento adyuvante.

La radioterapia torácica también puede administrarse al mismo tiempo o de forma consecutiva. Puede mejorar los resultados si hay cáncer en los ganglios linfáticos mediastínicos.

SABR

La radioterapia ablativa estereotáctica (SABR, por sus siglas en inglés) puede ser una opción para las personas que no se someten a cirugía. La SABR también se denomina radioterapia estereotáctica corporal (SBRT, por sus siglas en inglés).

La SABR administra una dosis elevada de radiación en una zona precisa. A continuación, recibirá tratamiento sistémico para tratar las células cancerosas restantes. El tratamiento con este fin se denomina tratamiento adyuvante.

> “
> **Permítase aceptar los días difíciles, los momentos complicados o las decepciones. Hablar con un especialista en salud conductual puede ayudarlo a prepararse para los cambios emocionales a los que podría enfrentarse”.**

Opciones para el cáncer en estadio extendido

Los objetivos del tratamiento del cáncer en estadio extendido son controlar los síntomas y prolongar la vida. El tratamiento sistémico es el principal.

Es probable que reciba cuatro ciclos de 21 días de quimioinmunoterapia, pero algunas personas reciben hasta seis ciclos. Esto suele ir seguido de inmunoterapia sola.

En la **Guía 4** se enumeran las opciones para el tratamiento sistémico inicial del cáncer en estadio extendido.

Quimioinmunoterapia

El tratamiento preferido para el cáncer en estadio extendido es la quimioinmunoterapia. La biquimioterapia con derivados del platino se administra junto con un medicamento de inmunoterapia denominado inhibidor del punto de control inmunitario. Los inhibidores del punto de control inmunitario permiten que las células inmunitarias, denominadas linfocitos T, ataquen a las células cancerosas.

Después de la quimioinmunoterapia, puede seguir tomando el inhibidor del punto de control si los resultados del tratamiento muestran que el tumor está estable o no se agrava, no crece ni se ha extendido. Esto se denomina mantenimiento. El objetivo del tratamiento de mantenimiento es prolongar los buenos resultados del tratamiento.

- El atezolizumab de mantenimiento se recibe cada 21 o 28 días, según la pauta de administración.
- El durvalumab de mantenimiento se recibe cada 28 días. A menudo, las personas reciben infusiones para retrasar el agravamiento del cáncer.

Quimioterapia

No todos los tipos de cáncer de pulmón deben tratarse con inmunoterapia. Es posible que la inmunoterapia no sea segura si usted está demasiado enfermo. Además, puede perjudicar a

Guía 4
Opciones para el tratamiento sistémico inicial del CPCP en estadio extendido

Opciones recomendadas	• Carboplatino, etopósido y atezolizumab seguido de atezolizumab de mantenimiento • Carboplatino, etopósido y durvalumab seguido de durvalumab de mantenimiento • Cisplatino, etopósido y durvalumab seguido de durvalumab de mantenimiento
Otras opciones	• Carboplatino y etopósido • Cisplatino y etopósido
En ocasiones útil	• Carboplatino e irinotecán • Cisplatino e irinotecán

su sistema inmunitario si padece una enfermedad autoinmunitaria.

Las enfermedades autoinmunitarias incluyen la enfermedad de Crohn, la colitis ulcerosa y el lupus. Cuando la inmunoterapia no es una opción, puede recibir solo quimioterapia.

Radioterapia

Además del tratamiento sistémico, puede recibir radioterapia. La radioterapia puede reducir (paliar) los síntomas causados por el cáncer de pulmón, por ejemplo los siguientes:

- Hinchazón causada por la obstrucción que el cáncer produce en una vena llamada vena cava superior.
- Dolor de huesos debido a que el cáncer daña el hueso.
- Dolor de espalda debido a que el cáncer presiona la médula espinal.
- Dificultad para respirar debido a que el cáncer obstruye las vías respiratorias.
- Dolores de cabeza por cáncer de pulmón en el cerebro.

El tratamiento del cerebro suele consistir en la irradiación de todo el cerebro, lo que se denomina radioterapia cerebral total (RTCT).

Algunas personas pueden recibir una dosis alta de radiación únicamente en la zona afectada del cerebro.

Cuando el cáncer de pulmón se ha extendido al cerebro, a veces se recibe radioterapia antes de que cause síntomas.

Durante el tratamiento sistémico, el profesional de atención médica evaluará el estado del cáncer. Cada dos ciclos, se le realizará una RM o una TC del cerebro. Se debería utilizar un medio de contraste en una TC. Si el cáncer se agrava, se iniciará la radioterapia cerebral.

¿Cuáles son las técnicas de RTHE?

La radioterapia de haz externo (RTHE) es el método de tratamiento de radiación más común para el CPCP. Puede administrarse mediante una de estas diversas técnicas:

- La radioterapia de intensidad modulada (RIM) emite haces de rayos X que se ajustan a la forma del objetivo y preservan más tejido normal.
- La radioterapia de arco volumétrico modulado (VMAT, por sus siglas en inglés) administra la RIM en forma de arco alrededor del tumor.
- La radioterapia conformada tridimensional (3D-CRT, por sus siglas en inglés) emite un haz de rayos X que se ajusta a la forma del objetivo, pero puede no ser tan focalizada como la RIM.

El tratamiento del cáncer con RIM, VMAT y 3D-CRT suele administrarse diariamente de lunes a viernes y finaliza en unas seis semanas. La radioterapia para los síntomas abarca 10 sesiones o menos. Las técnicas más recientes para tumores pequeños también se aplican en menos tiempo:

- La radiocirugía estereotáctica (RCE) trata los tumores pequeños con haces de rayos X muy precisos y de alta dosis.
- Cuando la RCE se utiliza para tratar tumores que no se encuentran en el cerebro o la columna vertebral, se denomina radioterapia ablativa estereotáctica (SABR).

La RCE se completa en una o pocas sesiones. La SABR se administra dos o tres veces por semana. El tratamiento se completa en aproximadamente una semana y media.

Respuesta al tratamiento

La respuesta al tratamiento se refiere a la mejoría de una persona con el tratamiento y a la reducción del tamaño del cáncer. Muchos CPCP responden muy bien al tratamiento inicial. El momento de evaluar la respuesta al tratamiento difiere según el tipo de tratamiento y el estadio del cáncer.

En el caso del cáncer en estadio limitado, la respuesta al tratamiento debe evaluarse:

- Después de la quimiorradiación concomitante.
- Durante la quimiorradiación secuencial y después del tratamiento.
- Durante el tratamiento sistémico (sin radioterapia) y después del tratamiento.

En el caso del cáncer en estadio extendido, la respuesta al tratamiento debe evaluarse:

- Cada dos o tres ciclos de tratamiento sistémico y después del tratamiento.

Para evaluar la respuesta al tratamiento, se repetirán algunos análisis de sangre y estudios de diagnóstico por imágenes.

Los profesionales de atención médica evaluarán la respuesta al tratamiento en función de los resultados de las pruebas. Existen cuatro posibles respuestas al tratamiento:

- La remisión completa es el resultado más eficaz. No hay signos de cáncer.
- La remisión parcial significa que los tumores se han reducido y los resultados de los análisis de sangre vuelven a la normalidad.
- La enfermedad estable es un resultado inferior a la remisión parcial. El cáncer no se agrava.
- La enfermedad progresiva es el agravamiento del cáncer. Las opciones de tratamiento para la enfermedad progresiva son las mismas que para la recidiva que se enumeran en el capítulo 5.

Radioterapia adicional

Una vez evaluada la respuesta al tratamiento, puede recibir radioterapia. La irradiación craneal profiláctica (ICP) es una opción para el cáncer en estadios limitado y extendido.

Algunas personas con cáncer en estadio extendido también pueden recibir radioterapia torácica.

Irradiación craneal profiláctica

La ICP es una dosis baja de radiación dirigida al cerebro para impedir que el cáncer se disemine allí. Los investigadores especializados en cáncer todavía están aprendiendo qué pacientes se benefician más de este tratamiento.

Puede ser una opción si se cumple alguna de estas condiciones en su caso:

- Se ha logrado una remisión completa o parcial del cáncer.
- No hay signos ni síntomas de cáncer de pulmón en el cerebro.
- No tiene problemas, por ejemplo, de memoria.
- Su estado de salud no limita demasiado sus actividades cotidianas.

Para algunos tumores en estadio limitado, la ICP puede prevenir los tumores de cáncer de pulmón en el cerebro y prolongar la vida. En el caso de los tipos de cáncer en estadio extendido, la ICP puede impedir o retrasar que el cáncer de pulmón forme tumores en el cerebro.

La decisión de realizarla o no debe ser individualizada para cada persona después de un análisis de las ventajas y desventajas en ese caso específico. Una alternativa a este tipo de tratamiento es aplazarlo, pero realizar una TC o RM del cerebro cada seis meses.

Radioterapia torácica
Si el tratamiento sistémico logra la remisión completa o parcial del cáncer en estadio extendido, se puede utilizar la radiación torácica para tratar el cáncer restante. El tratamiento con este objetivo se denomina terapia de consolidación.

La radiación torácica puede evitar que el cáncer reaparezca en el tórax y prolongar la vida.

“No importa cómo me vea por fuera, no es lo que soy por dentro. Hay que ser positivo y mantenerse fuerte”.

Ensayos clínicos

El tratamiento también puede estar disponible como parte de un ensayo clínico. Un ensayo clínico es un tipo de estudio de investigación médica y una forma vital de evaluar nuevos métodos de tratamiento.

Después de desarrollar y analizar en un laboratorio nuevas formas posibles de combatir el cáncer, es necesario estudiarlas en las personas. Si en un ensayo clínico se determina que un fármaco, un dispositivo o un método de tratamiento es seguro y eficaz, es posible que lo apruebe la FDA.

Todas las personas con cáncer deben considerar atentamente todas las opciones de tratamiento que existen para tratar su tipo de cáncer, incluidos los tratamientos habituales y los ensayos clínicos. Converse con su profesional de atención médica para evaluar si tiene sentido participar en un ensayo clínico.

Fases

La mayoría de los ensayos clínicos del cáncer se centran en el tratamiento. Los ensayos de un tratamiento se realizan en fases.

- Los ensayos de **fase 1** estudian la dosis, la seguridad y los efectos secundarios de un medicamento en investigación o un método de tratamiento. También buscan indicios tempranos de que el medicamento o el método es útil.
- Los ensayos de **fase 2** evalúan el grado en que un medicamento o método actúa contra un tipo de cáncer específico.
- Los ensayos de **fase 3** prueban el medicamento o el método en comparación con el tratamiento estándar. Si los resultados son buenos, puede ser aprobado por la FDA.
- Los ensayos de **fase 4** estudian la seguridad y el beneficio a largo plazo de un tratamiento aprobado por la FDA.

¿Quién puede inscribirse?

Cada ensayo clínico tiene reglas para participar, llamadas criterios de elegibilidad. Las reglas pueden referirse a la edad, el tipo y la etapa del cáncer, los antecedentes de tratamiento o la salud general. Estos requisitos garantizan que los participantes se parezcan en aspectos específicos con el fin de comparar cómo responden a un tratamiento específico.

Consentimiento informado

Los ensayos clínicos están a cargo de un grupo de expertos llamado equipo de investigación. El equipo de investigación revisará el estudio con usted en detalle, incluidos el propósito, y los riesgos y beneficios de participar. Toda esta información también se proporciona en un formulario de consentimiento informado. Este acuerdo confirma que se le ha informado plenamente sobre su papel en el ensayo. Lea el formulario detenidamente y haga preguntas antes de firmarlo. Tómese el tiempo que necesite para conversar con familiares, amigos u otras personas de su confianza. Tenga en cuenta que puede dejar el ensayo clínico y recibir un tratamiento fuera del ensayo clínico en cualquier momento.

Inicie la conversación

No espere a que su profesional de atención médica saque el tema de los ensayos clínicos. Inicie la conversación y conozca todas las opciones de tratamiento. Pregunte si hay algún ensayo clínico disponible para su caso. Si encuentra un estudio para el que cree poder reunir los requisitos necesarios para participar, pregúntele a su equipo de atención si cumple con dichos requisitos. Si ya ha comenzado el tratamiento estándar, es posible que no cumpla con los requisitos para participar en determinados ensayos clínicos. Trate de no desanimarse si no puede participar. Siempre surgen ensayos clínicos nuevos.

Preguntas frecuentes

Hay muchos mitos y conceptos erróneos en torno a los ensayos clínicos. Muchos de quienes padecen cáncer no entienden muy bien los posibles beneficios y riesgos.

¿Recibiré un placebo?

Los placebos (versiones inactivas de medicamentos reales) casi nunca se usan solos en los ensayos clínicos sobre el cáncer. Es frecuente recibir un placebo con el tratamiento estándar o un medicamento nuevo con el tratamiento estándar. Antes de inscribirse, se le informará, si el ensayo clínico tiene previsto el uso de un placebo.

¿Tengo que pagar para participar en un ensayo clínico?

No tiene que pagar nada para inscribirse en un ensayo clínico. El patrocinador del estudio paga los costos relacionados con la investigación, incluido el medicamento del estudio. Sin embargo, es posible que tenga costos relacionados indirectamente con el ensayo, como los gastos de transporte o los servicios de cuidado infantil debido a consultas adicionales. Durante el ensayo, continuará recibiendo la atención habitual contra el cáncer. Este tipo de atención se factura al seguro y, a menudo, está cubierta por este. Usted es responsable de los copagos y de los costos de este tipo de atención que no estén cubiertos por el seguro.

Buscar un ensayo clínico

En los Estados Unidos

Centros oncológicos de NCCN
NCCN.org/cancercenters

El Instituto Nacional del Cáncer (National Cancer Institute, NCI)
cancer.gov/about-cancer/treatment/clinical-trials/search

En el mundo

La Biblioteca Nacional de Medicina de los Estados Unidos (National Library of Medicine, NLM)
clinicaltrials.gov

¿Necesita ayuda para buscar un ensayo clínico?

Servicio de Información de Cáncer (Cancer Information Service, CIS) del NCI
1.800.4.CANCER (1.800.422.6237)
cancer.gov/contact

Tratamiento complementario

El tratamiento complementario tiene como objetivo mejorar su calidad de vida. A veces, también se le llama cuidados paliativos, pero son más que eso. Los tratamientos complementarios son importantes para todas las personas y se recomiendan en todos los estadios del cáncer, no solo al final de la vida.

El tratamiento complementario permite responder a muchas necesidades. Incluye la atención de los problemas de salud causados por el cáncer o por su tratamiento. Usted puede obtener ayuda para tomar decisiones sobre el tratamiento. Puede obtener ayuda con la coordinación del tratamiento entre los distintos médicos.

Su especialista en tratamiento complementario colaborará con sus oncólogos para proporcionarle los mejores cuidados. Otros especialistas que pueden participar en sus cuidados son los siguientes:

- Terapeutas respiratorios
- Especialistas en rehabilitación
- Nutricionistas matriculados
- Trabajadores sociales

Efectos secundarios

Todos los tratamientos para el cáncer causan problemas de salud no deseados. Estos problemas de salud se llaman efectos secundarios. Algunos efectos secundarios pueden ser muy perjudiciales para su salud. Otros pueden ser simplemente desagradables.

Los efectos secundarios dependen de muchos factores. Estos factores incluyen el tipo de tratamiento, la duración o la dosis del tratamiento y la persona. Muchos efectos del tratamiento se resuelven una vez finalizado este, como por ejemplo:

- Náuseas y vómitos causados por la quimioterapia.
- Efectos secundarios como fiebre, erupción cutánea o inflamación de órganos vitales (como inflamación de pulmones, hígado o tiroides) por un inhibidor del punto de control inmunitario.
- Fatiga y cambios en la piel por la radioterapia.
- Dolor e inflamación a causa de la cirugía.

Los efectos a largo plazo comienzan durante el tratamiento y persisten una vez finalizado. Con menos frecuencia, los efectos comienzan mucho después de haber finalizado el tratamiento. Pida la lista completa de efectos secundarios de su tratamiento a su equipo de atención.

Además, avise a su equipo de atención si tiene síntomas nuevos o si se agrava alguno de los síntomas que presenta. Puede haber formas de ayudar a que se sienta mejor. También hay formas de prevenir algunos efectos secundarios. Un ejemplo es un medicamento llamado memantina que ayuda a prevenir el deterioro de la capacidad de pensar después de una ICP.

Puntos clave

- El tratamiento del cáncer de pulmón ha avanzado gracias a los sistemas de estadificación y al uso de nuevos medicamentos.
- Las opciones para el tratamiento inicial del cáncer en estadio limitado incluyen la quimiorradiación, la radioterapia ablativa estereotáctica (SABR) y la cirugía. Después del tratamiento inicial, es posible que reciba quimioterapia con o sin radioterapia.
- Las opciones para el tratamiento inicial del cáncer en estadio extendido son la quimioinmunoterapia y la quimioterapia. Algunas personas reciben radioterapia para prevenir o aliviar los síntomas causados por el cáncer.
- Se evaluará la respuesta al tratamiento. Puede recibir radioterapia cerebral o torácica si se cumplen las condiciones adecuadas.
- En los ensayos clínicos se estudian nuevas formas de combatir el cáncer. Un ensayo clínico puede ser una opción adicional al tratamiento estándar.
- El tratamiento complementario tiene como objetivo mejorar su calidad de vida. Uno de los principales objetivos de los tratamientos complementarios es aliviar los síntomas causados por el tratamiento del cáncer.

Los tratamientos complementarios son para todos, no solo para las personas que se encuentran al final de la vida.

Utilice los recursos que tiene a su disposición y cuide de sí mismo, no solo del cáncer.

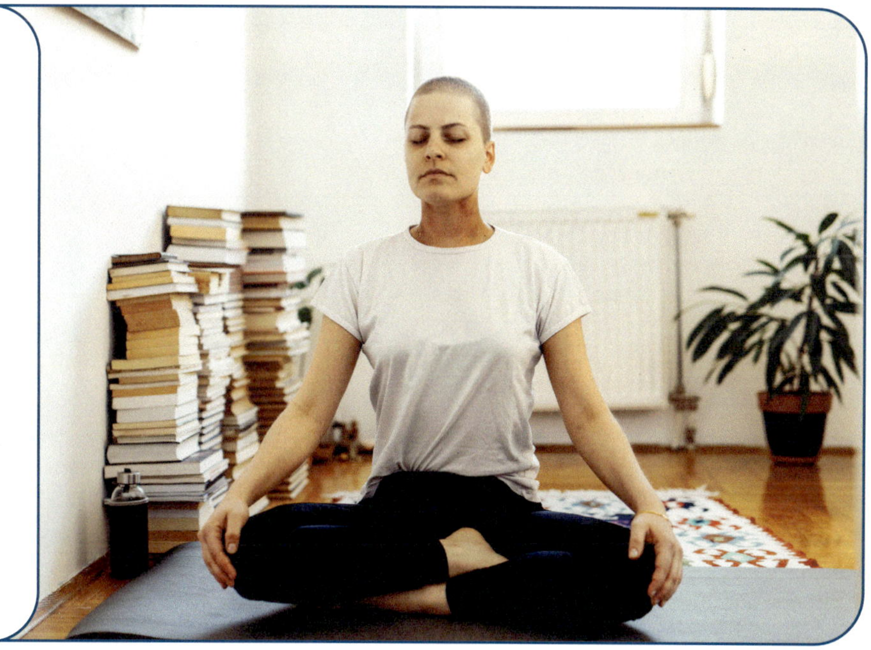

5

Vigilancia y tratamiento posterior

Al final del tratamiento inicial, los profesionales de atención oncológica le proporcionarán un plan de cuidados. Este plan de cuidados incluirá consultas de seguimiento, posibles efectos tardíos y objetivos para llevar una vida saludable. En este capítulo se explica más sobre lo que sucede después del tratamiento.

Consultas de seguimiento

Se reunirá frecuentemente con su equipo de atención oncológica una vez finalizado el tratamiento. Es muy importante controlar la reaparición o el agravamiento del cáncer. La reaparición del cáncer se denomina recidiva. Las pruebas rutinarias para detectar una recidiva del cáncer se denominan vigilancia. Puede detectar el cáncer precozmente y permitir un tratamiento oportuno.

En las consultas de seguimiento, el profesional de atención médica analizará los antecedentes médicos y realizará un examen físico. Si es necesario, puede ordenar análisis de sangre. Consulte la **Guía 5**

Guía 5
Frecuencia con la que debe acudir a su profesional de atención oncológica después del tratamiento

Cáncer en estadio limitado	Durante el primer año:	cada 3 meses
	Durante el segundo año:	cada 3 meses
	Durante el tercer año:	cada 6 meses
	Durante el cuarto año:	una vez al año
	Durante el quinto año:	una vez al año
	Durante el sexto año y después:	una vez al año
Cáncer en estadio extendido	Durante el primer año:	cada 2 meses
	Durante el segundo año:	cada 3 a 4 meses
	Durante el tercer año:	cada 3 a 4 meses
	Durante el cuarto año:	cada 6 meses
	Durante el quinto año:	cada 6 meses
	Durante el sexto año y después:	una vez al año

para ver un calendario de consultas con su profesional de atención médica oncológica.

Diagnóstico por imágenes

Su profesional de atención médica le solicitará una TC; un tomógrafo es una máquina en la que usted se recuesta y que toma muchas radiografías a la vez. Podría detectar una recidiva. Se le pueden realizar TC de tórax, abdomen y, a veces, de pelvis cada 2 a 6 meses. Si se detecta un nuevo nódulo pulmonar, serán necesarias más pruebas para confirmar si se trata de cáncer.

Una RM (un resonador es otra máquina en la que usted se recuesta y que toma imágenes utilizando imanes) puede mostrar pequeños tumores cerebrales que no estén causando síntomas. Se utilizará un medio de contraste, un líquido que se inyecta en una vena y que permite ver mejor los vasos sanguíneos.

Si no se puede hacer una RM, es posible que le realicen una TC con medio de contraste de la cabeza. Durante el primer año de tratamiento, debe realizarse una RM cerebral o una TC de la cabeza cada tres o cuatro meses. Durante el segundo año, estos estudios de diagnóstico por imágenes deben realizarse cada seis meses.

Control de los efectos secundarios

Todos los tratamientos para el cáncer causan problemas de salud llamados efectos secundarios. Muchos efectos del tratamiento se resuelven rápidamente una vez finalizado el tratamiento. Un ejemplo son las náuseas y los vómitos. Los efectos a largo plazo comienzan durante el tratamiento y persisten una vez finalizado. En ocasiones (aunque menos frecuentes), los efectos comienzan mucho después de haber finalizado el tratamiento. Son los llamados efectos tardíos.

Durante las consultas de seguimiento, sus profesionales de atención médica evaluarán los efectos secundarios. Le proporcionarán tratamiento para los efectos secundarios según sea necesario.

Consulte más información sobre los efectos secundarios en *NCCN Guidelines for Patients: Atención a las de los efectos tardíos y a largo plazo relacionados con el cáncer, disponible en* NCCN.org/patientguidelines *y en la aplicación NCCN Patient Guides for Cancer.*

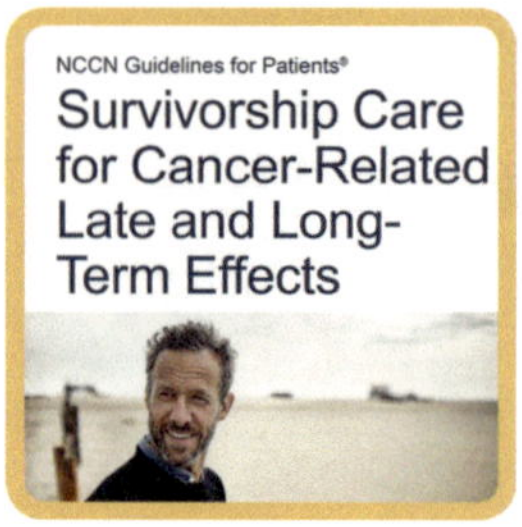

Vida saludable

Otra parte del tratamiento de seguimiento consiste en prevenir enfermedades. Por ejemplo, vacunarse contra la gripe, el herpes, el herpes zóster y otras enfermedades. Las limpiezas dentales y los exámenes periódicos también pueden prevenir enfermedades.

Otros objetivos comunes para llevar una vida saludable son:

- Consultar regularmente a un médico de atención primaria.
- Mantenerse físicamente activo y evitar la inactividad.
- Consumir alimentos saludables.
- Limitar o evitar el consumo de alcohol.
- Alcanzar y mantener un peso corporal saludable.
- No consumir tabaco.
- Evitar las infecciones y vacunarse según las recomendaciones.

Consulte más información sobre prevención de la mala salud en NCCN Guidelines for Patients: Atención a las personas que han padecido cáncer para una vida saludable, disponible en NCCN.org/patientguidelines y en la aplicación NCCN Patient Guides for Cancer.

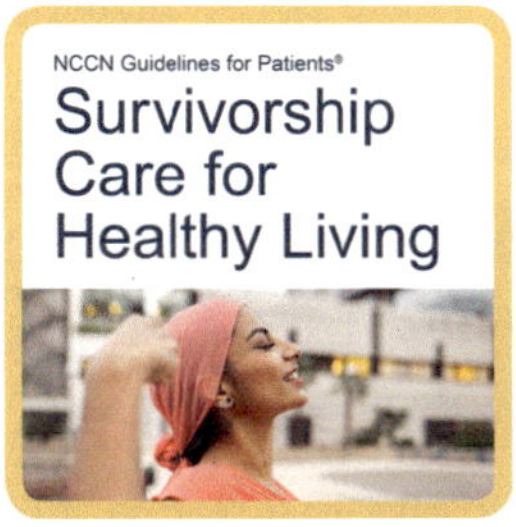

Si tiene un alto riesgo de desarrollar determinados tipos de cáncer, puede inscribirse en un programa de detección. La detección del cáncer consiste en pruebas de rutina para detectar tumores frecuentes antes de que aparezcan los síntomas.

Es posible que le hagan pruebas de detección de:

- Cáncer de próstata
- Cáncer de mama
- Cáncer de cuello de útero
- Cáncer colorrectal
- Cáncer de piel

“Pida a su oncólogo una lista de posibles efectos secundarios justo antes de cada tratamiento. Haga un seguimiento de sus efectos secundarios e informe a su médico”.

Tratamiento de la recidiva

El CPCP presenta recidivas en la mayoría de las personas. Los profesionales de atención médica utilizan el estado funcional para decidir qué tratamientos pueden ser seguros para usted.

El estado funcional es su capacidad para realizar las actividades cotidianas.

El estado funcional consta de cinco puntuaciones que van de 0 a 5. Las puntuaciones más bajas representan una mayor capacidad de cuidado personal.

Guía 6
Opciones de tratamiento para la recidiva

Opciones recomendadas	Topotecán
	Lurbinectedina
	Ensayo clínico*
	Tarlatamab-dlle
Otras opciones	Paclitaxel
	Docetaxel
	Irinotecán
	Temozolomida
	Ciclofosfamida, doxorrubicina y vincristina (CAV)
	Etopósido oral
	Vinorelbina
	Gemcitabina
	Nivolumab
	Pembrolizumab
	Bendamustina

* No recomendado para recidivas de más de 6 meses.

Una opción de tratamiento para las personas con puntuaciones funcionales de 0 a 2 es el tratamiento sistémico. Las opciones varían en función de que la recidiva se haya producido menos o más de seis meses después del tratamiento sistémico.

Consulte la **Guía 6** para obtener una lista de opciones de tratamiento para la enfermedad recidivante.

Si se produce una recidiva antes de los seis meses, las opciones recomendadas son la quimioterapia o un ensayo clínico.

Si se produce una recidiva después de los seis meses, la opción preferida es el mismo tratamiento sistémico que recibió en su tratamiento inicial. Por lo tanto, si su tratamiento inicial fue la quimioterapia, es posible que se repita para tratar una recidiva de CPCP.

Otras opciones son la quimioterapia y la inmunoterapia. Pembrolizumab (Keytruda) y nivolumab (Opdivo) son inhibidores del punto de control inmunitario.

Si el tratamiento podría ser más perjudicial que beneficioso, una opción es el tratamiento complementario. El tratamiento complementario tiene como objetivo mejorar la calidad de vida. Se llama también cuidados paliativos. El tratamiento complementario puede incluir radioterapia para aliviar los síntomas.

Puntos clave

- Sus profesionales de atención oncológica vigilarán la reaparición del cáncer de pulmón. Las pruebas habituales para detectar una recidiva del cáncer se denominan vigilancia.
- Algunos efectos secundarios del tratamiento duran mucho tiempo o pueden aparecer años más tarde.
- Avise a su equipo de atención si tiene síntomas nuevos o si se han agravado los síntomas. Hay maneras de prevenir o tratar la mayoría de los efectos secundarios.
- Si tiene un alto riesgo de desarrollar determinados tipos de cáncer, puede inscribirse en un programa de detección.
- El tratamiento para una recidiva incluye quimioterapia, inmunoterapia y ensayos clínicos. Si el tratamiento podría ser más perjudicial que beneficioso, existe la opción del tratamiento complementario para mejorar la calidad de vida.

6

Toma de decisiones sobre el tratamiento

Es importante que esté a gusto con el tratamiento del cáncer que elija. Esta elección comienza cuando tiene una conversación franca y honesta con su equipo de atención.

Es su decisión

Al tomar decisiones compartidas, usted y su equipo de atención comparten información, conversan sobre las opciones y se ponen de acuerdo respecto del plan de tratamiento. Esto comienza con una conversación franca y honesta entre usted y su equipo de atención.

Las decisiones acerca del tratamiento son muy personales. Lo que es importante para usted puede no serlo para otra persona. Algunas cosas que pueden afectar su toma de decisiones:

- Lo que usted desea y en qué difiere de lo que desean los demás.
- Sus creencias religiosas y espirituales.
- Lo que piensa acerca de determinados tratamientos.
- Lo que piensa en cuanto al dolor o los efectos secundarios.
- El costo del tratamiento, el traslado hasta los centros de tratamiento y el tiempo lejos de la escuela o el trabajo.
- La calidad de vida y la longevidad.
- Lo activo que es usted y las actividades que le resultan importantes.

Piense en lo que desea obtener del tratamiento. Hable francamente de los riesgos y los beneficios que conllevan los tratamientos y procedimientos específicos. Sopese sus opciones y comparta sus preocupaciones con su equipo de atención.

Si se toma el tiempo de entablar una relación con su equipo de atención, lo ayudará a sentir apoyo cuando considere las alternativas y tome decisiones sobre el tratamiento.

Segunda opinión

Es normal querer comenzar el tratamiento lo antes posible. Si bien el cáncer no puede pasarse por alto, hay tiempo para que otro profesional de atención médica analice los resultados de sus pruebas y sugiera un plan de tratamiento. Esto se llama buscar una segunda opinión y es una parte habitual del tratamiento del cáncer. ¡Los médicos también buscan segundas opiniones!

Puede prepararse de la siguiente manera:

- Verifique las normas sobre segundas opiniones de su compañía de seguro. Puede haber gastos adicionales por consultar médicos que no estén cubiertos por su plan de seguro.
- Planifique que le envíen copias de todos sus registros al médico que le dará una segunda opinión.

Grupos de apoyo

Muchas personas con diagnóstico de cáncer consideran útiles los grupos de apoyo. Los grupos de apoyo suelen incluir a personas en diferentes etapas del tratamiento. Algunas pueden estar recién diagnosticadas, mientras que otras pueden haber terminado el tratamiento. Si no hay grupos de apoyo para personas con cáncer en su hospital o en su comunidad, revise los sitios web que aparecen en este libro.

Preguntas para hacer

En las páginas que siguen, hay posibles preguntas para hacerle al equipo de atención. No dude en usarlas o pensar sus propias preguntas.

Preguntas sobre las pruebas del cáncer

1. ¿Qué pruebas tendré que hacerme?
2. ¿Las pruebas tienen algún riesgo?
3. ¿Pagará mi seguro todas las pruebas que me recomiende?
4. ¿Tengo que hacer algo para prepararme para las pruebas?
5. ¿Debe acompañarme alguien a las citas?
6. ¿Adónde tengo que ir para hacerme las pruebas y cuánto tardaré?
7. Si alguna de las pruebas me genera dolor, ¿qué hará para que me sienta mejor?
8. ¿Cuándo sabré los resultados y quién me los explicará?
9. ¿Cómo puedo obtener una copia del informe anatomopatológico y de los resultados de los otros estudios?
10. ¿Existe un portal en línea con los resultados de mis pruebas?

Preguntas sobre las opciones de tratamiento

1. ¿Cuáles son mis opciones de tratamiento?
2. ¿Existen opciones de ensayos clínicos para mí?
3. ¿Qué pasa si no hago nada?
4. ¿Sugiere opciones diferentes a las que recomienda NCCN? Si es así, ¿por qué?
5. ¿De qué manera repercuten en mis opciones la edad, el sexo, mi estado de salud general y otros factores?
6. ¿Qué sucede si estoy embarazada o planeo quedar embarazada?
7. ¿Alguna alternativa ofrece una cura o control del cáncer a largo plazo?
8. ¿Cuáles son los efectos secundarios previstos del tratamiento?
9. ¿Cómo puedo obtener una segunda opinión?
10. ¿De cuánto tiempo dispongo para decidir sobre el tratamiento? ¿Hay algún trabajador social o alguien que pueda ayudarme a decidir?

Preguntas sobre los recursos y apoyos

1. ¿Con quién debo hablar sobre vivienda, preparación de comidas y otras necesidades básicas?
2. ¿Qué asistencia existe para el transporte, el cuidado de los niños y la atención domiciliaria?
3. ¿Quién puede informarme sobre mis opciones de seguro médico y ayudarme a solicitar cobertura?
4. ¿Cuánto debo pagar por mi tratamiento? ¿Qué ayuda existe para pagar los medicamentos y otros tratamientos?
5. ¿Quién puede ayudarme con mis preocupaciones por mi trabajo o mis estudios?
6. ¿Cómo me conecto con los demás para crear un sistema de apoyo?
7. ¿Con quién puedo hablar si no me siento seguro en mi casa, el trabajo o mi barrio?

Preguntas sobre lo que cabe esperar

1. ¿Ofrece este hospital o centro oncológico el mejor tratamiento para mí?
2. ¿Puedo elegir cuándo comenzar el tratamiento?
3. ¿Cuánto tiempo tomará el tratamiento?
4. ¿Cubrirá mi seguro el tratamiento que me recomiendan?
5. ¿Hay algún programa que pueda ayudarme a pagar el tratamiento?
6. ¿Qué tratamientos y servicios complementarios están a mi disposición y a la de mis cuidadores?
7. ¿A quién debo dirigirme si tengo preguntas o dudas si el consultorio está cerrado?
8. ¿Cómo sabrá que el tratamiento está funcionando?
9. ¿Qué probabilidades hay de que el cáncer se agrave o regrese?
10. ¿Qué cuidados de seguimiento son necesarios después del tratamiento?

Preguntas sobre los efectos secundarios

1. ¿Cuáles son las complicaciones y los efectos secundarios posibles?
2. ¿El cáncer provoca efectos secundarios?
3. ¿Qué efectos secundarios son los más frecuentes y cuánto suelen durar?
4. ¿Qué efectos secundarios son graves o potencialmente mortales?
5. ¿Existen efectos secundarios permanentes o a largo plazo?
6. ¿Qué síntomas debo comunicar inmediatamente y a quién debo dirigirme?
7. ¿Qué se puede hacer para prevenir o aliviar los efectos secundarios del tratamiento?
8. ¿Hay algún medicamento que agrave los efectos secundarios?
9. ¿Algún efecto secundario disminuye o se agrava con el tiempo?
10. ¿Interrumpirá el tratamiento o lo cambiará si aparecen efectos secundarios graves?

Preguntas sobre los ensayos clínicos

1. ¿Me recomienda que considere un ensayo clínico para el tratamiento?
2. ¿Cómo averiguo sobre los ensayos clínicos en los que puedo participar?
3. ¿Cuáles son los tratamientos que se usan en el ensayo clínico?
4. ¿El tratamiento se usó para tratar otros tipos de cáncer?
5. ¿Cuáles son los riesgos y beneficios de este tratamiento?
6. ¿Qué efectos secundarios debo esperar y cómo se tratarán?
7. ¿Cuánto tiempo participaré en el ensayo clínico?
8. ¿Podré recibir otro tratamiento si este no funciona?
9. ¿Cómo sabrá si el tratamiento es eficaz?
10. ¿El ensayo clínico tendrá algún costo para mí?

Preguntas sobre la experiencia de su equipo de atención

1. ¿Tiene certificación de especialidad? Si es así, ¿en qué área?
2. ¿Cuál es su experiencia y la de su equipo en el tratamiento del tipo de cáncer que tengo?
3. ¿Cuántos pacientes como yo (de mi misma edad, sexo, raza) ha tratado?
4. ¿Consultará con expertos sobre la atención que recibiré? ¿Con quién consultará?
5. ¿Este tratamiento (o procedimiento) es una parte importante de su ejercicio profesional? ¿Con qué frecuencia ha realizado este tratamiento (o procedimiento) en el último año?
6. ¿Cuántos de sus pacientes han sufrido complicaciones? ¿Cuáles fueron las complicaciones?

Recursos

American Lung Association
lung.org/lung-health-diseases/lung-disease-lookup/lung-cancer

Cancer*Care*
Cancercare.org

Caring Ambassadors Program, Inc.
LungCancerCAP.org

Free Me from Lung Cancer
freemefromlungcancer.org

GO2 Foundation para cáncer de pulmón
go2foundation.org

Imerman Angels
Imermanangels.org

LiveLung (Dusty Joy Foundation)
dustyjoy.org

LUNGevity
Lungevity.org

Lung Cancer Action Network (LungCAN)
lungcan.org

Lung Cancer Research Foundation
lungcancerresearchfoundation.org

National Coalition for Cancer Survivorship
canceradvocacy.org

Triage Cancer
triagecancer.org

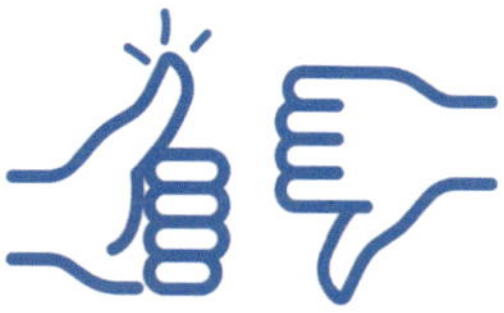

¡Cuéntenos qué opina!

Tómese un momento para completar una encuesta en línea sobre NCCN Guidelines for Patients.

NCCN.org/patients/response

Palabras que debe conocer

alvéolos
Pequeños sacos de los pulmones por los que los gases entran y salen de la sangre.

anatomopatólogo
Profesional de atención médica experto en el análisis de células y tejidos para detectar enfermedades.

antecedentes médicos
Informe de todos sus eventos de salud y medicamentos.

biopsia
Procedimiento mediante el cual se toman muestras de fluidos o tejidos para analizarlas y detectar una enfermedad.

biopsia endobronquial guiada por ecografía
Procedimiento por el que se extrae tejido pulmonar con una aguja en un dispositivo de diagnóstico por imagen guiada a través de la tráquea.

biopsia esofágica guiada por ecografía
Procedimiento por el que se extrae tejido pulmonar con una aguja en un dispositivo de diagnóstico por imagen guiada a través del conducto alimentario (esófago).

biquimioterapia con derivados del platino
Un tratamiento con dos fármacos que eliminan las células, uno de los cuales contiene la sustancia química platino.

bronquio
Una de las dos vías respiratorias principales que se extiende hasta los pulmones.

bronquiolos
Pequeñas vías respiratorias dentro de los pulmones.

bronquios
Las dos vías respiratorias que se extienden desde la tráquea hasta los pulmones.

cáncer de pulmón de células no pequeñas (CPCNP)
Cáncer que se origina en células pulmonares que no son de tamaño pequeño.

cáncer de pulmón de células pequeñas (CPCP)
Cáncer de pequeñas células pulmonares redondeadas.

carcinoma
Cáncer de las células que recubren las superficies internas o externas del cuerpo.

célula neuroendocrina
Célula que ayuda a curar las células dañadas.

certificación de especialidad
Se trata de un estado para los profesionales de la atención médica que han finalizado su capacitación en un campo especializado de la medicina.

cirugía
Una operación para extirpar o reparar una parte del cuerpo.

cirujano torácico
Profesional de atención médica experto en operaciones de los órganos en el interior del pecho.

creatinina
Un desecho de los músculos que los riñones filtran de la sangre a la orina.

diagnóstico
Identificación de una enfermedad basada en pruebas.

difusión de gases
Una prueba que utiliza gas inofensivo para medir cuánto puede exhalar.

ecografía
Procedimiento que usa ondas sonoras para tomar imágenes del interior del cuerpo.

efecto secundario
Respuesta física o emocional insalubre o desagradable frente al tratamiento.

ensayo clínico
Tipo de investigación para evaluar la eficacia de pruebas o tratamientos sanitarios en las personas.

espirometría
Prueba en la que se utiliza un tubo para medir la velocidad a la que se respira.

estadio clínico
Clasificación de la extensión del cáncer antes de iniciar el tratamiento.

estadio del cáncer
Clasificación del pronóstico del cáncer en función de su crecimiento y extensión.

estado funcional
Escala sobre la capacidad de una persona para realizar actividades cotidianas.

examen físico
Revisión del cuerpo por parte de un médico para descubrir signos de enfermedad.

ganglio linfático
Pequeña estructura en forma de frijol que combate las enfermedades.

hemograma completo (HC)
Prueba de laboratorio que mide los componentes de la sangre.

inmunoterapia
Tratamiento con fármacos que ayudan al organismo a encontrar y destruir las células cancerosas.

invasión
Crecimiento de las células cancerosas desde su lugar de origen hacia otro tejido.

irradiación craneal profiláctica (ICP)
Prevención de la propagación del cáncer al cerebro mediante radioterapia.

lobectomía
Operación en la que se extirpa un lóbulo completo de un órgano.

lóbulo
Una división claramente visible en un órgano.

mediastino
Área del tórax situada entre los pulmones.

mediastinoscopia
Procedimiento para realizar intervenciones en el tórax con un dispositivo que se introduce a través de un pequeño corte en la piel.

medio de contraste
Sustancia que se coloca en el cuerpo para que las imágenes que se toman en las exploraciones de diagnóstico sean más claras.

metástasis
Diseminación de las células cancerosas del primer tumor a un nuevo sitio.

NCCN
National Comprehensive Cancer Network

neumólogo
Profesional de atención médica experto en enfermedades de los pulmones.

nitrógeno ureico en sangre (NUS)
La cantidad de nitrógeno ureico, un producto de desecho, en la sangre.

orientador de pacientes
Profesional que ayuda a las personas a obtener información sobre la salud y los servicios que necesitan.

pletismografía corporal
Una prueba de la cantidad de aire que hay en los pulmones después de inhalar o exhalar.

pronóstico
Evolución o resultado probables de una enfermedad de acuerdo con las pruebas.

pruebas de biomarcadores
Pruebas de cualquier molécula de su cuerpo que se pueda medir para evaluar su salud.

pruebas funcionales hepáticas
Una prueba de laboratorio que mide las sustancias químicas que se fabrican o procesan en el hígado.

pruebas funcionales respiratorias
Una serie de pruebas respiratorias para comprobar la resistencia de los pulmones.

quimiorradiación
Tratamiento contra el cáncer con fármacos que destruyen las células y rayos de alta energía.

quimioterapia
Medicamentos contra el cáncer que detienen el ciclo vital celular para que las células no se multipliquen.

radiocirugía estereotáctica (RCE)
Tratamiento de un tumor cerebral con radiación de altas dosis en una o pocas sesiones.

radiólogo torácico
Profesional de atención médica experto en estudios de diagnóstico por imágenes del tórax.

radiooncólogo
Profesional de atención médica experto en el tratamiento del cáncer con radiación.

radioterapia
Tratamiento que utiliza energía intensa para destruir las células cancerosas.

radioterapia ablativa estereotáctica (SABR)
Tratamiento con radiación de altas dosis en una o pocas sesiones. También se denomina radioterapia estereotáctica corporal (SBRT).

Radioterapia cerebral total (RTCT)
Tratamiento con radiación de todo el cerebro.

radioterapia conformada tridimensional (3D-CRT)
Tratamiento con radiación que usa haces que coinciden con la forma del tumor.

radioterapia de arco volumétrico modulado (VMAT)
Tratamiento con radiación que se administra en forma de arco alrededor del tumor.

radioterapia de haz externo (RTHE)
Tratamiento del cáncer con radiación administrada desde un equipo que se encuentra fuera del cuerpo.

radioterapia de intensidad modulada (RIM)
Tratamiento con radiación que utiliza pequeños haces de diferentes intensidades.

resonancia magnética (RM)
Estudio que usa ondas sonoras e imanes potentes para tomar fotografías del interior del cuerpo.

sistema de la Veterans Administration (VA)
El primer sistema creado para estadificar el cáncer de pulmón de células pequeñas.

sistema de tumor, ganglio, metástasis (TNM)
Un sistema de estadificación del cáncer basado en tres áreas de crecimiento del cáncer.

sistema respiratorio
Conjunto de órganos que transportan los gases dentro y fuera del organismo.

terapia de mantenimiento
Fase del tratamiento que se administra para prolongar los buenos resultados del tratamiento.

tomografía computarizada (TC)
Estudio que usa rayos x de varios ángulos para tomar imágenes del interior del cuerpo.

tomografía por emisión de positrones (TEP)
Estudio que utiliza material radioactivo para ver la forma y la función de partes del cuerpo.

tomografía por emisión de positrones/tomografía computada (TEP/TC)
Estudio que utiliza dos métodos de obtención de imágenes para ver la forma y la función de los tejidos.

toracoscopia
Procedimiento para realizar intervenciones en el tórax con un dispositivo que se introduce a través de un pequeño corte en la piel. También llamada cirugía toracoscópica asistida por video (VATS).

tratamiento complementario
Atención médica que incluye el alivio de los síntomas, pero no el tratamiento del cáncer. A veces, también se lo llama cuidados paliativos.

tumor primario
La masa principal de un determinado tipo de célula cancerosa.

Comparta su opinión con nosotros.

Complete nuestra encuesta y contribuya para que NCCN Guidelines for Patients sea mejor para todos.

NCCN.org/patients/comments

Colaboradores de NCCN

Esta guía para pacientes se basa en NCCN Clinical Practice Guidelines in Oncology (NCCN Guidelines®) para pacientes con cáncer de pulmón de células pequeñas, versión 3.2024. Fue adaptada, revisada y publicada con la colaboración de las siguientes personas:

Dorothy A. Shead, máster en Ciencias
Directora ejecutiva de Operaciones de Información para Pacientes

Tim Rinehart
Redactor médico

Susan Kidney
Especialista ejecutiva en Diseño Gráfico

La Guía NCCN Clinical Practice Guidelines in Oncology (NCCN Guidelines®) para el pacientes con cáncer de pulmón de células pequeñas, versión 3.2024 fue elaborada por los siguientes miembros del panel de NCCN:

* Dr. Apar Kishor P. Ganti, presidente
Fred & Pamela Buffett Cancer Center

Dr. Billy W. Loo, Jr., doctor en Medicina/ vicepresidente
Stanford Cancer Institute

Dr. Shahed Badiyan
UT Southwestern Simmons Comprehensive Cancer Center

Dr. Michael Bassetti
University of Wisconsin Carbone Cancer Center

Dra. Christine Bestvina
The UChicago Medicine Comprehensive Cancer Center

Dra. Anne Chiang, doctora en Medicina
Yale Cancer Center/Smilow Cancer Hospital

Dr. Christopher A. D'Avella
Abramson Cancer Center, University of Pennsylvania

Dra. Megan Daly
UC Davis Comprehensive Cancer Center

Dr. Afshin Dowlati
Case Comprehensive Cancer Center/ University Hospitals Seidman Cancer Center and Cleveland Clinic Taussig Cancer Institute

Dr. Robert J. Downey
Memorial Sloan Kettering Cancer Center

* Dr. Martin Edelman
Fox Chase Cancer Center

* Charles Florsheim, doctor en Derecho
Defensora de pacientes

Dra. Kathryn A. Gold
UC San Diego Moores Cancer Center

Dr. Jonathan W. Goldman
UCLA Jonsson Comprehensive Cancer Center

Dr. John C. Grecula
The Ohio State University Comprehensive Cancer Center - James Cancer Hospital and Solove Research Institute

Dra. Christine Hann, doctora en Medicina
The Sidney Kimmel Comprehensive Cancer Center, Johns Hopkins

Dr. Wade Iams
Vanderbilt-Ingram Cancer Center

Dra. Maya Khalil
O'Neal Comprehensive Cancer Center at UAB

Dra. Jyoti Malhotra
City of Hope National Medical Center

Dr. Robert E. Merritt
The Ohio State University Comprehensive Cancer Center - James Cancer Hospital and Solove Research Institute

* Dra. Nisha Mohindra
Robert H. Lurie Comprehensive Cancer Center of Northwestern University

Dr. Julian R. Molina, doctor en Medicina
Mayo Clinic Comprehensive Cancer Center

Dr. Cesar Moran
The University of Texas MD Anderson Cancer Center

Dra. Claire Mulvey
UCSF Helen Diller Family Comprehensive Cancer Center

* Dr. Evan Osmundson
Vanderbilt-Ingram Cancer Center

Dr. Shiven Patel
Huntsman Cancer Institute, University of Utah

Dr. Tejas Patil
University of Colorado Cancer Center

Dr. Chinh Phan, doctor en Medicina Osteopática
UC Davis Comprehensive Cancer Center

Dra. Saraswati Pokharel
Roswell Park Comprehensive Cancer Center

Dra. Sonam Puri
Huntsman Cancer Institute, University of Utah

* Dr. Angel Qin
University of Michigan Rogel Cancer Center

Dr. Jacob Sands
Dana Farber/Brigham and Women's Cancer Center

*Dr. Rafael Santana-Davila
Fred Hutchinson Cancer Center

Dr. Michael Shafique
Moffitt Cancer Center

*Dra. Misty Shields, doctora en Medicina
Indiana University Melvin and Bren Simon Comprehensive Cancer Center

Dra. Tina Tailor
Duke Cancer Institute

* Dra. Saiama N. Waqar
Siteman Cancer Center, Barnes-Jewish Hospital y Washington University School of Medicine

NCCN

Carly J. Cassara, magíster en Ciencias
Swathi Ramakrishnan, doctora en Medicina

* Revisaron esta guía para pacientes. Para conocer las declaraciones de intereses, visite NCCN.org/disclosures.

Centros oncológicos de NCCN

Abramson Cancer Center,
University of Pennsylvania
Filadelfia, Pensilvania
+1 800.789.7366 • pennmedicine.org/cancer

Case Comprehensive Cancer Center/
University Hospitals Seidman Cancer Center and
Cleveland Clinic Taussig Cancer Institute
Cleveland, Ohio
UH Seidman Cancer Center
+1 800.641.2422 • uhhospitals.org/services/cancer-services
CC Taussig Cancer Institute
+1 866.223.8100 • my.clevelandclinic.org/departments/cancer
Case CCC
+1 216.844.8797 • case.edu/cancer

City of Hope National Medical Center
Duarte, California
+1 800.826.4673 • cityofhope.org

Dana-Farber/Brigham and Women's Cancer Center | Mass General Cancer Center
Boston, Massachusetts
+1 877.442.3324 • youhaveus.org
+1 617.726.5130 • massgeneral.org/cancer-center

Duke Cancer Institute
Durham, Carolina del Norte
+1 888.275.3853 • dukecancerinstitute.org

Fox Chase Cancer Center
Filadelfia, Pensilvania
+1 888.369.2427 • foxchase.org

Fred & Pamela Buffett Cancer Center
Omaha, Nebraska
+1 402.559.5600 • unmc.edu/cancercenter

Fred Hutchinson Cancer Center
Seattle, Washington
+1 206.667.5000 • fredhutch.org

Huntsman Cancer Institute, University of Utah
Salt Lake City, Utah
+1 800.824.2073 • healthcare.utah.edu/huntsmancancerinstitute

Indiana University Melvin and Bren Simon Comprehensive Cancer Center
Indianápolis, Indiana
+1 888.600.4822 • www.cancer.iu.edu

Mayo Clinic Comprehensive Cancer Center
Phoenix/Scottsdale, Arizona
Jacksonville, Florida
Rochester, Minnesota
+1 480.301.8000 • Arizona
+1 904.953.0853 • Florida
+1 507.538.3270 • Minnesota
mayoclinic.org/cancercenter

Memorial Sloan Kettering Cancer Center
Nueva York, Nueva York
+1 800.525.2225 • mskcc.org

Moffitt Cancer Center
Tampa, Florida
+1 888.663.3488 • moffitt.org

O'Neal Comprehensive Cancer Center, UAB
Birmingham, Alabama
+1 800.822.0933 • uab.edu/onealcancercenter

Robert H. Lurie Comprehensive Cancer Center
of Northwestern University
Chicago, Illinois
+1 866.587.4322 • cancer.northwestern.edu

Roswell Park Comprehensive Cancer Center
Búfalo, Nueva York
+1 877.275.7724 • roswellpark.org

Siteman Cancer Center, Barnes-Jewish Hospital
and Washington University School of Medicine
San Luis, Misuri
+1 800.600.3606 • siteman.wustl.edu

St. Jude Children's Research Hospital/
The University of Tennessee Health Science Center
Memphis, Tennessee
+1 866.278.5833 • stjude.org
+1 901.448.5500 • uthsc.edu

Stanford Cancer Institute
Stanford, California
+1 877.668.7535 • cancer.stanford.edu

The Ohio State University Comprehensive Cancer Center - James Cancer Hospital and Solove Research Institute
Columbus, Ohio
+1 800.293.5066 • cancer.osu.edu

The Sidney Kimmel Comprehensive
Cancer Center, Johns Hopkins
Baltimore, Maryland
+1 410.955.8964
www.hopkinskimmelcancercenter.org

The UChicago Medicine Comprehensive Cancer Center
Chicago, Illinois
+1 773.702.1000 • uchicagomedicine.org/cancer

The University of Texas MD Anderson Cancer Center
Houston, Texas
+1 844.269.5922 • mdanderson.org

UC Davis Comprehensive Cancer Center
Sacramento, California
+1 916.734.5959 • +1 800.770.9261
health.ucdavis.edu/cancer

UC San Diego Moores Cancer Center
La Jolla, California
+1 858.822.6100 • cancer.ucsd.edu

UCLA Jonsson Comprehensive Cancer Center
Los Ángeles, California
+1 310.825.5268 • uclahealth.org/cancer

UCSF Helen Diller Family
Comprehensive Cancer Center
San Francisco, California
+1 800.689.8273 • cancer.ucsf.edu

University of Colorado Cancer Center
Aurora, Colorado
+1 720.848.0300 • coloradocancercenter.org

University of Michigan Rogel Cancer Center
Ann Arbor, Michigan
+1 800.865.1125 • rogelcancercenter.org

University of Wisconsin Carbone Cancer Center
Madison, Wisconsin
+1 608.265.1700 • uwhealth.org/cancer

UT Southwestern Simmons
Comprehensive Cancer Center
Dallas, Texas
+1 214.648.3111 • utsouthwestern.edu/simmons

Vanderbilt-Ingram Cancer Center
Nashville, Tennessee
+1 877.936.8422 • vicc.org

Yale Cancer Center/Smilow Cancer Hospital
New Haven, Connecticut
+1 855.4.SMILOW • yalecancercenter.org

¡Nos interesan sus comentarios!

Nuestro objetivo es brindar información útil y fácil de entender sobre el cáncer.

Realice nuestra encuesta para decirnos qué hicimos bien y qué podríamos mejorar.

NCCN.org/patients/feedback

Índice

Made in the USA
Monee, IL
05 November 2026

67379935R00038